Jürgen Tesak

# APHASIE

## Sprachstörung nach Schlaganfall oder Schädel-Hirn-Trauma

Ein Ratgeber für Angehörige

# Der Autor

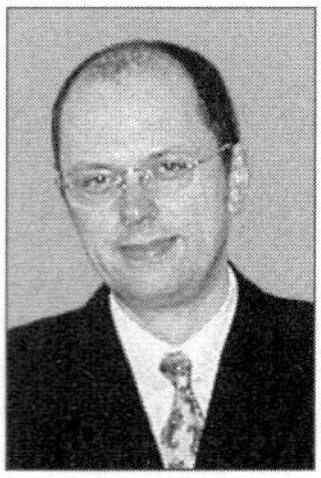

**Dr. Jürgen Tesak**
befasst sich seit vielen Jahren mit der Rehabilitation von aphasischen Personen. Er ist Leiter der Schule für Logopädie in Kreischa und Lehrbeauftragter für aphasiologische und medizinische Themen an den Universitäten Graz und Basel sowie an der Fachhochschule Hildesheim. Regelmäßig bietet er auch Seminare für Angehörige sowie Fortbildungsveranstaltungen für Fachkolleg(inn)en, Mediziner(innen) und medizinisches Fachpersonal an. Er hat zahlreiche Fachartikel zum Thema Aphasie sowie die Bücher „Einführung in die Aphasiologie", „Geschichte der Aphasie" und „Grundlagen der Aphasietherapie" verfasst.

Jürgen Tesak

# APHASIE
# Sprachstörung nach Schlaganfall oder Schädel-Hirn-Trauma

## Ein Ratgeber für Angehörige

Schulz-Kirchner Verlag

Idstein 2002

Die Deutsche Bibliothek - CIP-Einheitsaufnahme

Ein Titeldatensatz für diese Publikation ist bei
Der Deutschen Bibliothek erhältlich.

Das Titelbild und die Abbildung auf Seite 56 zeigen Herrn Johannes Heier aus Hamburg in der Sprachtherapie mit der Logopädin Kathrin Eisenhardt (Klinik Bavaria Kreischa).

Wenn Sie Anregungen, Hinweise, Ergänzungen oder Kritik haben, schreiben Sie uns!

Schulz-Kirchner Verlag GmbH
Frau Doris Zimmermann, Postfach 9, 65505 Idstein
E-Mail: DZimmermann@schulz-kirchner.de

**Besuchen Sie uns im Internet: www.schulz-kirchner.de**

1. Auflage 2002
ISBN 3-8248-0366-6

Lektorat: Doris Zimmermann
Umschlagentwurf und Layout: Petra Jeck
Druck und Bindung: Elektra, Niedernhausen
Printed in Germany

# Inhaltsverzeichnis

# Vorwort zur Reihe

Die „Ratgeber für Angehörige, Betroffene und Fachleute" vermitteln kurz und prägnant grundlegende Kenntnisse (auf wissenschaftlicher Basis) und Hilfestellungen zu ausgewählten Themen aus den Bereichen Sprachtherapie, Ergotherapie und Medizin.

Angehörige von Menschen mit Stimm-, Sprech- und Sprachproblemen können durch eine bessere Kenntnis der Probleme oft entscheidend dazu beitragen, dass die Betroffenen trotz ihrer Probleme ein möglichst normales Leben führen können. Grundlegende Kenntnisse helfen Fachleuten aus benachbarten Disziplinen (beispielsweise Krankenschwestern, Ergotherapeutinnen) dabei, den Ratsuchenden relevante Ratschläge und Hilfestellungen anzubieten, sodass Ratsuchende an die „richtige Adresse" gelangen.

In diesem Band geht es um die **Sprachstörung Aphasie**, die viele Menschen betrifft. In Deutschland, in der Schweiz und in Österreich treten **pro Jahr ungefähr 35.000 Neuerkrankungen** auf, typischerweise in der Folge von Schlaganfällen. Obwohl viele der betroffenen aphasischen Personen sprachtherapeutische Versorgung erhalten, sind wir von einer ausreichenden Versorgung noch lange entfernt. Auch die Angehörigenberatung fehlt in vielen medizinischen Kontexten, obwohl die Angehörigen im Rehabilitationsprozess neurologischer Patientinnen und Patienten eine Schlüsselrolle innehaben.

Der vorliegende Ratgeber ist für **Angehörige** von **Personen mit chronischer Aphasie** geschrieben, um diesen und indirekt auch den Betroffenen grundlegende Kenntnisse über diese Sprachstörung zu vermitteln, damit der Umgang mit der Aphasie erleichtert wird. Beschrieben werden die Symptome der Aphasie und die kommunikativen und psychosozialen Folgen. Die medizinischen Ursachen und möglichen Begleiterscheinungen der Aphasie werden dargestellt. Ein spezieller Abschnitt widmet sich den **Kommunikationsstrategien**, welche den Angehörigen die Verständigung mit den aphasischen Personen erleichtern.

Mit diesem Ratgeber ist die Hoffnung verbunden, dass informierte Personen es leichter haben, ihren aphasischen Ehefrauen, Ehemännern, Eltern, Kindern und Freunden erfolgreich zur Seite zu stehen!

*Hinweis und Dankeschön*: Die Originalzitate der Betroffenen und Angehörigen, welche im ganzen Ratgeber zu finden sind, stammen fast ausschließlich aus der Zeitschrift „Aphasie und Schlaganfall", die vom Bundesverband für die Rehabilitation der Aphasiker herausgegeben wird.

Dr. Jürgen Tesak
Herausgeber

# Einleitung

Aphasie nennt man eine Sprachstörung, welche in der Folge eines Schlaganfalls oder eines Schädel-Hirn-Traumas auftritt. Die aphasische Sprachstörung betrifft alle Verwendungsweisen von Sprache: das Sprechen, das Verstehen, das Schreiben und das Lesen. Daraus entsteht für die Betroffenen ein Kommunikationsproblem.

Betroffene Personen haben Probleme, Sprache in der üblichen Weise zu verwenden. Wortfindungsstörungen, unvollständige Sätze, Wortverwechslungen und ähnliche Probleme gehören für eine aphasische Person zum Alltag. Aphasische Personen haben in der Folge Schwierigkeiten, ihre Wünsche, Absichten und Bedürfnisse mittels Sprache auszudrücken. Das ist frustrierend. Auch verstehen sie oft nicht vollumfänglich, was andere ihnen sprachlich mitteilen. Ebenso ist es für aphasische Personen schwierig, sich schriftlich auszudrücken und beim Lesen das Geschriebene ganz zu verstehen.

Da unsere Welt stark durch kommunikative und sprachliche Prozesse geprägt ist, entstehen für die aphasischen Personen daher riesige **Probleme mit allen sprachlichen Aufgaben sowie in der Kommunikation**. *Ein paar Beispiele*: Man kann keine Bücher und Zeitungen lesen. Man hat Schwierigkeiten beim Telefonieren. Beim Einkaufen kann man seine Wünsche nicht äußern. Die Bankauszüge werden zum Rätsel. Man versteht nicht, was der Nachbar einem erzählt. Briefe und Ansichtskarten können nicht mehr geschrieben werden. Die Dialoge im Fernsehen werden zum Ratespiel.

Neben den aphasischen Personen sind auch die Kommunikationspartner durch eine Aphasie „mitbetroffen".

Das Problem „Aphasie" betrifft auch die **Kommunikationspartner** (Angehörige, Freunde, Bezugspersonen, Ärzte, etc.) der aphasischen Personen. Da nämlich Kommunikation ein kooperativer, gemeinschaftlicher Prozess ist, haben bei Aphasie alle Kommunikationsteilnehmer ein Problem, auch die Sprachgesunden! Denn auch diese können der aphasischen Person ihre Redeabsichten nicht mehr vollumfänglich vermitteln, und sie verstehen die aphasischen Personen nicht mehr so wie früher. **Somit haben aphasische wie auch**

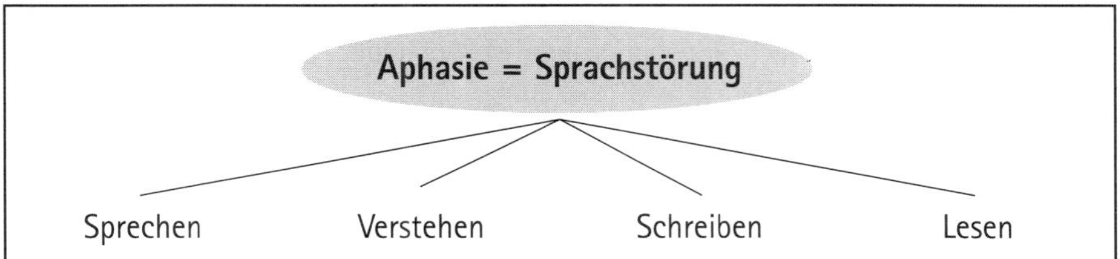


**Abb. 1: Betroffene Bereiche bei einer Aphasie**

> *Es ist, als ob man von einem Moment auf den anderen in ein schwarzes Loch fällt, als ob das Fenster zur Welt zugeschlagen wird.*
>
> Günter Brendle, Betroffener, Vach

> *Ich kann nicht mehr sprechen und nicht mehr schreiben, nicht lesen und kaum noch verstehen. Die Umwelt versteht auch nicht, was mit mir los ist.*
>
> A.S., Betroffener

**sprachgesunde Personen ein sehr ähnliches Problem**. Nicht grundlos wird Aphasie auch „Familienkrankheit" genannt.

Sprache und Kommunikation sind aber keineswegs die einzigen Themen, die bei einer Aphasie wichtig sind. Zum einen haben Ereignisse wie Schlaganfälle oft auch noch verschiedene **Begleiterscheinungen** (z.B. Lähmungen) zur Folge, welche den Betroffenen zu schaffen zu machen. Zum anderen bricht Aphasie für die meisten als Katastrophe in den Alltag ein. Neben den Sprach- und Kommunikationsproblemen treten auch enorme **psycho-soziale Folgen** für die Betroffenen ein. Als Stichwörter sollen an dieser Stelle ‚Arbeitsplatzverlust', ‚soziale Isolation', ‚Verlust der Freunde' und ‚Depression' als Hinweis reichen.

> *Der Sprachverlust hat für Aphasiker und ihre Angehörigen die Dimension einer Katastrophe.*
> *In unserer Betreuungsarbeit machen wir deshalb keinen großen Unterschied zwischen dem Betroffenen und dem Partner, weil wir wissen, dass beide gleichermaßen betroffen sind.*
>
> Jürgen Kaiser, Leiter des Thüringer Aphasiker-Zentrums

Aber auch die **Angehörigen** von aphasischen Personen sind typischerweise **mitbetroffen**. Auch für sie ändert sich vieles und sie leiden unter ähnlichen psycho-sozialen Folgen wie die aphasischen Personen selbst. So kommt es oft für alle Beteiligten zu vielfältigen **Veränderungen des Alltags**. In dem komplexen Prozess der **Krankheitsverarbeitung** durchlaufen Betroffene und Angehörige („Mitbetroffene") normalerweise verschiedene Stadien, bevor sie zur Akzeptanz unumstößlicher Gegebenheiten kommen und aus der vorliegenden Situation das Beste machen können.

Aphasie ist ein komplexes Phänomen, das viele Dimensionen umfasst. Neben Sprache und Kommunikation sind vor allem die umfangreichen psycho-sozialen Folgen zu betrachten, welche Betroffene wie Angehörige gleichermaßen treffen können.

Aus den genannten Gründen ist es klar, dass Aphasie ein komplexes Phänomen ist, das sowohl Betroffene wie auch Angehörige betrifft. Abbildung 2 fasst die wesentlichen Dimensionen der Aphasie noch einmal zusammen.

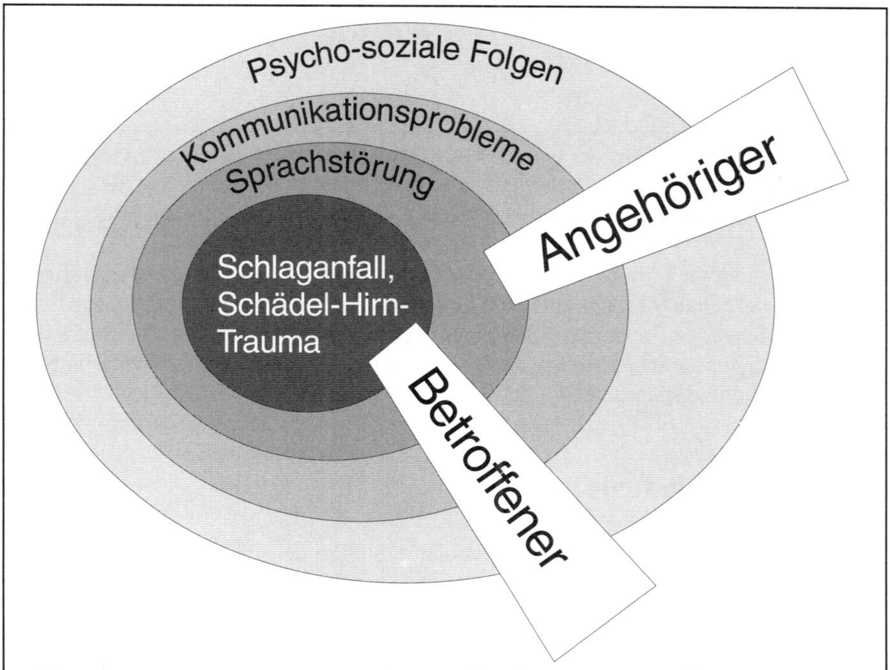

Abb. 2: Dimensionen der Aphasie

Der vorliegende Ratgeber soll den Leserinnen und Lesern **grundlegende Tatsachen** über die unterschiedlichen Bereiche vermitteln, welche bei Aphasie betroffen sind. Neben den Grundtatsachen zum Thema geht es auch um **Hinweise**, wie man mit der komplexen Situation besser umgehen kann, in der sich Betroffene, Angehörige und auch Fachleute befinden. Nicht zuletzt sollen **Kommunikationsstrategien** und Hilfestellungen beschrieben werden, mit denen die Kommunikation mit den aphasischen Personen erleichtert wird, sodass alle Beteiligten möglichst normal miteinander kommunizieren können.

*Ich war damals deprimiert und frustriert. Aber ich habe erlebt, dass es anders werden kann.*

Ulrike Steinhöfel, Betroffene, Bremen

An dieser Stelle muss noch betont werden, dass der Ratgeber mit der Absicht geschrieben wurde, den Leserinnen und Lesern auch zu vermitteln, dass mit der Aphasie keineswegs alles vorbei ist. Für manche ist die Aphasie sogar eine **Chance!**

*Ich trauere nicht um mein Leben vor dem Schlaganfall. Jetzt lebe ich bewusster, gesünder, zufriedener.*

Bruno Klee, Betroffener, Nürnberg

Am Ende des Ratgebers finden Sie noch die Rubriken „Nützliche Adressen" und „Literaturhinweise".

# Sprachliche Symptome der Aphasie

Aphasische Personen weisen typischerweise mehrfache sprachliche Symptome auf (Individualsyndrom). Die Symptome können unterschiedliche Schweregrade haben. Keine aphasische Person weist alle in der Folge genannten Symptome auf.

Im Folgenden werden die rein sprachlichen Symptome, die bei einer Aphasie auftreten können, etwas genauer beschrieben. Die Einteilung der Symptome folgt den betroffenen Bereichen: Sprechen, Verstehen, Schreiben, Lesen. Den größten Teil der Darstellung nehmen die Symptome des Sprechens in der freien Rede ein, denn diese Symptome sind sehr auffallend und man bemerkt sie als Erstes.

## Sprechen / Freie Rede

*Ich lebte mit klarem Bewusstsein – ohne Sprache. Die Gedanken waren da, nur war ich völlig unfähig zu sprechen.*

Helmut Glogau, Betroffener, Leipzig

Die Probleme, sich in der üblichen Weise sprachlich auszudrücken, sind für die Angehörigen und Freunde üblicherweise sehr schnell zu erkennen. Wichtig ist zu verstehen, dass die aphasischen Personen sehr wohl wissen, **was** sie ausdrücken möchten. Ihr Problem ist die Umsetzung in gesprochene Sprache.

Aphasische Personen wissen, was sie sagen möchten. Sie haben ganz normale Redeabsichten.

Die **Symptome der freien Rede** sind ganz unterschiedlicher Natur. Eine erste Übersicht ist die folgende:

Wortfindungsstörungen
Suchverhalten
Falsche Wörter
Völlig unverständliche Redeweise („Jargon")
Sätze sind unvollständig, entstellt oder verschränkt
Stockender Redefluss
Überhöhte Sprechgeschwindigkeit
Sprachautomatismen, Stereotypien, Redefloskeln
Echolalie
Perseveration
Automatisierte Sprache

Der Begriff **Wortfindungsstörungen** macht schon deutlich, worum es geht. Der aphasischen Person stehen im Moment des Sprechens nicht die richtigen Wörter zu Verfügung. Manche Betroffene zeigen dann **Suchverhalten**, mit dem offensichtlich wird, was ihr Problem ist. Ein Beispiel für erfolgreiches Suchverhalten ist das folgende, das dem Schriftsteller Heinrich Böll zugeschrieben wird, der auch einen leichten Schlaganfall erlitten hatte. Böll versucht, den Namen seiner Frau zu sagen:

„Otto, Motte, Flotte, Charlotte, Garotte, Flotte, **Lieselotte**!"

Häufig sagen aphasische Personen Wörter, die in Form (Lautgestalt) oder Inhalt (Bedeutung) vom beabsichtigten Wort abweichen. Das kann beispielsweise bedeuten, dass das Wort eine **abweichende Lautgestalt** hat („Apfel" wird zu „Papfel"). Einzelne Laute werden vertauscht, ausgelassen, hinzugefügt. Die andere Dimension der Fehler ist, dass das Wort eine **falsche Bedeutung** aufweist („Sofa" wird zu „Tisch"), obwohl noch eine gewisse Ähnlichkeit in der Bedeutung besteht.

Man kann sich vorstellen, dass es beim Zuhörer für Verwirrung sorgt, wenn solche falschen Wörter verwendet werden. Bedenken sollte man immer, dass die aphasischen Personen nicht absichtlich falsche Wörter gebrauchen!

In manchen Fällen ist das Gesprochene eine **neue Lautkette, die es so in der Muttersprache nicht gibt** (sog. Neologismus), wie beispielsweise „wukentis", wo der Zuhörer keinerlei Hinweis hat, was die aphasische Person eigentlich sagen will. Manchmal entsteht auch eine originelle **Wortneuschöpfung** wie „Kaltschrank" für „Kühlschrank". Im Folgenden sind Beispiele aufgelistet, in denen aphasische Personen abweichende Wörter und Äußerungen machen. Das angestrebte Wort ist immer „Tisch":

| | | |
|---|---|---|
| „Tisch" | >Stuhl, Schrank, Bett | (bedeutungsähnlich) |
| | fisch, dusch, tusch | (lautähnlich) |
| | zum Essen, eckig oder rund | (beschreibend) |
| | kröch | (neologistisch) |

Eine merkwürdige Erscheinung ist der so genannte **Jargon**. In diesem Falle produziert der Sprecher eine Kette von unverständlichen Äußerungen, die für den Zuhörer nur sehr wenig oder gar keinen Sinn machen. Die Unverständlichkeit kommt von zwei Quellen. Zum einen werden viele Neologismen (Wortneuschöpfungen) verwendet, zum anderen werden richtige Wörter in sinnloser Weise verbunden. Beispiele für Jargon sind:

„ich habe ihn auch, gefoikels da wahsel der erste weikentis buks"

„das ist immer die Sache, die Sache is des, gell, weil wir ja immer an der Sache sind, gell, das is halt die Sache"

Neben den Wörtern sind auch Sätze und längere Texte bei Aphasie betroffen. Oft können aphasische Personen ihre Sätze nicht beenden, und **Satzabbrüche** sind die Folge.

Manchmal werden nur noch kurze **Ein- und Zweiwortsätze** produziert, oder es werden **unvollständige Sätze** geäußert. Letzteres nennt man Agrammatismus. In anderen Fällen werden unterschiedliche **Sätze miteinander verflochten** (Paragrammatismus). Natürlich kommen manchmal falsch gewählte Wörter dazu. Beispiele für Satzproduktion sind die folgenden. Der angestrebte Satz ist immer „Die Frau putzt (wäscht) die Kanne":

„Die Frau äh die Frau"
„Frau"
„waschen"
„Kanne waschen"
„die Frau macht ... gibt diese Kaffeetasse ... ne ... nicht gibt ... abwaschen!"
„eine Frau putzt die Kanne wird geputzt"

Der **Redefluss** der aphasischen Personen kann in zweierlei Weise verändert sein. Zum einen sprechen viele Betroffene **verlangsamt**, abgehackt und zögernd. Zum anderen kann es auch vorkommen, dass aphasische Personen ununterbrochen und mit normaler oder sogar **überhöhter Sprechgeschwindigkeit** sprechen. Überhöhte Sprechgeschwindigkeit geht oft mit der Erscheinung des Jargons einher: Die Betroffenen reden sehr viel und schnell, und man versteht nur sehr wenig oder gar nichts. Natürlich gibt es regionale und individuelle Variationen in der Sprechgeschwindigkeit, sodass vor allem der Unterschied zur Sprechgeschwindigkeit vor der Erkrankung das Entscheidende ist.

> *Ich brachte nur noch ‚bababa' heraus. Herr Wolf kam ins Haus und begrüßte mich, Grüß Gott Herr Gottlob', als Antwort bekam er ein ‚bababa'.*
>
> Max-Peter Gottlob, Betroffener, Altdorf

Eine typische aphasische Fehlleistung sind **Sprachautomatismen**. Dabei handelt es sich um **zwanghafte Wiederholungen** von gleich bleibenden Silben, Wörtern oder Sätzen. Wichtig ist zu wissen, dass die Betroffenen dieses Verhalten nicht bewusst abstellen können. In extremen Fällen besteht die ganze sprachliche Produktion der Betroffenen in ein und demselben Sprachautomatismus.

Auch Sprachgesunde gebrauchen **Stereotypien und Redefloskeln**, wenn sie kommunizieren. Bei aphasischen Personen kann es der Fall sein, dass diese Stereotypien und Redefloskeln mit überhöhter Häufigkeit verwendet werden.

**Echolalie** bezeichnet das Verhalten, wenn Betroffene das ihnen Vorgesagte in identischer oder zumindest sehr ähnlicher Weise wiederholen. Bei häufigem Auftreten von Echolalien ist die Kommunikation recht eingeschränkt. Das Problem wird deutlich, wenn die aphasische Person auf die Frage „Kaffee oder Tee?" dann mit „Kaffee oder Tee" antwortet.

Mit **Perseveration** bezeichnet man das **Hängenbleiben an vorher geäußerten Redeteilen**. Im Unterschied zu Sprachautomatismen, die immer gleich bleiben, zeigen sich Perseverationen immer in neuer Gestalt, je nachdem, in welchem Kontext sie auftreten. Im folgenden Beispiel geht es darum, Bildkarten zu benennen. Ab dem zweiten Wort perseveriert der Betroffene:

| | | |
|---|---|---|
| 1. Bild: HUND | > | „Hund" |
| 2. Bild: KATZE | > | „Katze" |
| 3. Bild: ELEFANT | > | „Katze" |
| 4. Bild: ENTE | > | „Katze" |

Zum Abschluss sei noch auf die **automatisierte Sprache** hingewiesen. Es ist dies ein Phänomen, das die Angehörigen immer wieder erstaunt zur Kenntnis nehmen. Die aphasischen Personen sind nämlich oft in der Lage, solche Sätze, Äußerungen und Texte, die quasi automatisch abgerufen werden können - Grußformeln, Liedtexte, Gebete und Ähnliches - fehlerfrei oder fast normal zu produzieren. Diese automatisierte Sprache wird quasi ohne Sprachverarbeitung durchgeführt. Sie zeigt zum einen, dass der Sprechvorgang an sich intakt ist, und sie zeigt zum anderen, wo das Problem für eine aphasische Person liegt: nämlich in der bewussten Auswahl von Wörtern und deren Kombination zu Äußerungen.

Es ist offensichtlich, dass man in seinem Ausdrucksvermögen eingeschränkt ist, wenn man einige der oben genannten sprachlichen Symptome aufweist. Missverständnisse sind an der Tagesordnung.

## Verstehen

Aphasische Personen haben auch im Verstehen von gesprochener Sprache Probleme.

Interessanterweise bleibt das **Verstehensproblem** oft von den Angehörigen unbemerkt oder wird in der Schwere unterschätzt. Der Grund dafür ist, dass man Verstehen nicht so direkt beobachten kann wie das Produzieren von Sprache. Wir wissen in der Regel nicht, ob diejenigen, mit denen wir sprechen, auch wirklich verstehen, was wir ihnen mitteilen. Wenn zudem aphasische Personen beispielsweise eine Strategie entwickelt haben, positive Rückmeldungen zu geben (durch Nicken, „Ja", „Mhmm", etc.), um möglichst unauffällig an der Kommunikation teilnehmen zu können, dann nehmen die Gesprächspartner oft an, man hätte sie verstanden. Dies ist zwar nachvollziehbar, ändert aber nichts daran, dass der Zuhörer oft nicht verstanden hat, was zu ihm gesagt wurde.

Der Eindruck des guten Sprachverstehens wird natürlich dadurch verstärkt, dass aphasische Personen aufgrund ihrer erhaltenen Intelligenz und ihres sozialen Wissens in der Lage sind, viele Äußerungen in der Situation und im Kontext zu verstehen, auch dann, wenn ihnen der exakte Sinn der gesprochenen Worte oder Sätze unklar bleibt.

Die **Probleme beim Wortverstehen** kann man am besten mit einer Testaufgabe illustrieren (siehe Abbildung 3). Die Aufgabe ist, das Bild zu zeigen, das zu dem gesprochenen Wort „Ziege" passt, in dem Falle eben die Ziege in der Mitte. Wenn eine aphasische Person Schwierigkeiten mit der Lautform des Wortes hat, wird sie vielleicht

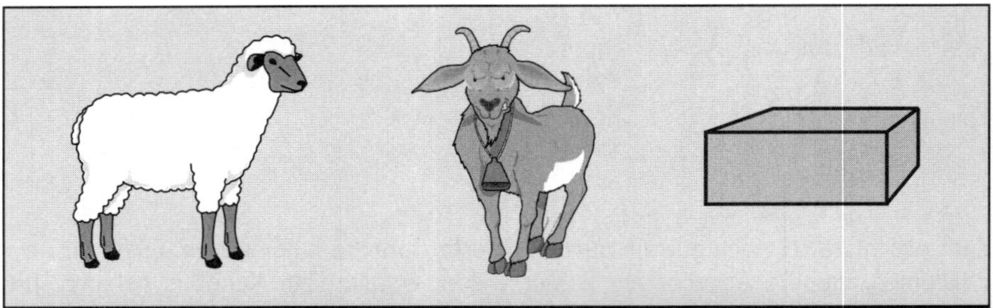

Abb. 3: Wortverstehensaufgabe (siehe Text)

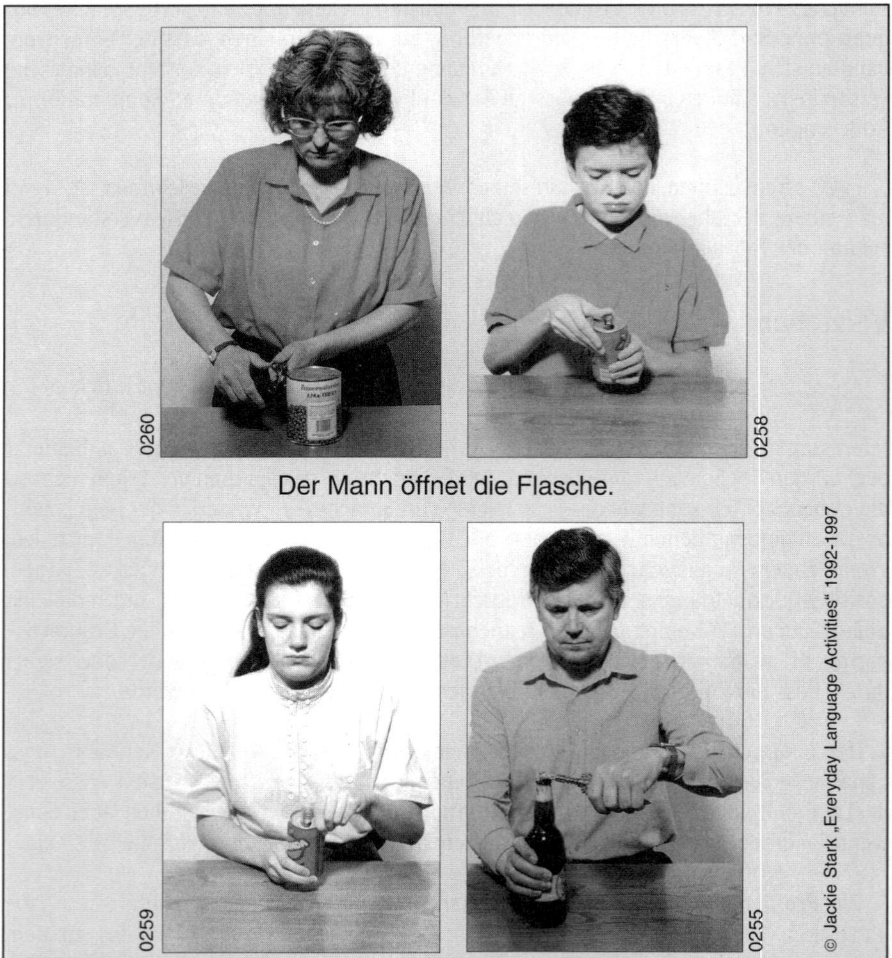


Abb. 4: Satzverstehensaufgabe / Schlüsselwortstrategie

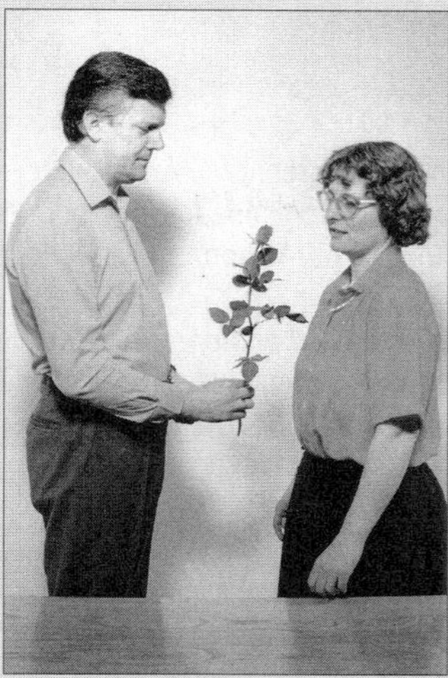

Der Mann gibt der Frau eine Blume.
Der Frau gibt der Mann eine Blume.
Eine Blume gibt der Mann der Frau.
Die Blume wird der Frau vom Mann gegeben.
Der Frau wird die Blume vom Mann gegeben.
Vom Mann wird der Frau die Blume gegeben.
Vom Mann wird die Blume der Frau gegeben.

0869



Abb. 5: Satzbeurteilungsaufgabe

„Ziegel“ zeigen, weil „Ziegel“ und „Ziege“ sehr ähnlich klingen. Wenn das Problem eher auf der Bedeutungsebene liegt, dann wird vielleicht das „Schaf“ gezeigt, weil Schafe und Ziegen ja vieles gemeinsam haben. Natürlich ist es in normalen Situationen meistens klar, wenn das Wort „Ziege“ fällt, dass es sich um Ziegen und nicht um Ziegel handelt, sodass man Nicht-Verstehen auf Wortebene eben durch Situationskenntnis ausgleichen kann.

Auf der **Satzebene** kann man (auch als Sprachgesunder) viele Äußerungen verstehen, indem man einfach die Bedeutung der wichtigsten Wörter erfasst („Schlüsselwort-Strategie“). Beispielsweise kann man den Satz „Der Mann öffnet die Flasche“ dem richtigen Bild in Abbildung 4 zuordnen, auch wenn man nur die Wörter „Mann“ und „Flasche“ oder gar nur eines davon versteht. Aus diesem Beispiel wird deutlich, dass man Satzverstehensaufgaben durchaus richtig lösen kann, auch wenn man eventuell mit Satzverstehen Schwierigkeiten hat.

Die Probleme mit der Satzverarbeitung werden deutlich, wenn man die Schlüsselwort-Strategie nicht mehr anwenden kann. Dies ist beispielsweise der Fall, wenn es darum geht zu beurteilen, ob die einzelnen Sätze neben dem Bild in Abbildung 5 dem Bild entsprechen oder nicht.

Da aphasische Personen keine Schwierigkeiten haben, Situationen oder Kontexte richtig einzuschätzen, ist es erfreulicherweise oft möglich, dass aphasische Personen richtig verstehen, auch wenn im Einzelnen das Sprachverstehen eingeschränkt ist.

## Schreiben

Das Schreiben ist bei Aphasie in ähnlicher Weise wie das Sprechen gestört.

Die Probleme beim Schreiben ähneln den Schwierigkeiten beim Sprechen. Wörter werden **falsch geschrieben**: Die Buchstaben werden vertauscht, ausgelassen, hinzugefügt, oder es werden unorthographische Schreibungen („so wie man spricht", z.B. Schpruch) verwendet.

> *Ich versuchte zu schreiben. Es wurde nur ein Strich. Ein verwackelter obendrein.*
>
> H. Gutmann, Betroffener, Bremen

Manchmal werden Wörter zwar orthographisch richtig geschrieben, aber die Bedeutung ist nicht die gewollte (Baum > Ast). Auch Wortneuschöpfungen können auftreten.

Auf der Ebene des Satzes können Agrammatismus und Paragrammatismus auftreten. Beispiele dafür sind:

(Diktat: Der Mann pflückt die Blumen)
> Mann Blumen pflücken
> Der Mann pflückt die Blumen pflücht der Mann

Beim Thema Schreiben ist zu beachten, dass viele aphasische Personen **motorische Beeinträchtigungen** der Hand haben, mit der sie normalerweise schreiben. Aus diesem Grund weigern sich aphasische Personen manchmal zu schreiben, weil sie mit der anderen, nicht-dominanten Hand schreiben müssen. Aphasische Schrift sieht deshalb oft ungelenk aus, selbst wenn sie orthographisch richtig ist. Prinzipiell ist aber „schlechte" Schrift infolge der ungewohnten Schreibweise mit der „falschen" Hand von Fehlern zu trennen, die aufgrund der Aphasie entstehen.

Sind die Probleme beim Schreiben im Vergleich zu den anderen sprachlichen Leistungen besonders betroffen, dann spricht man auch von **Agraphie**.

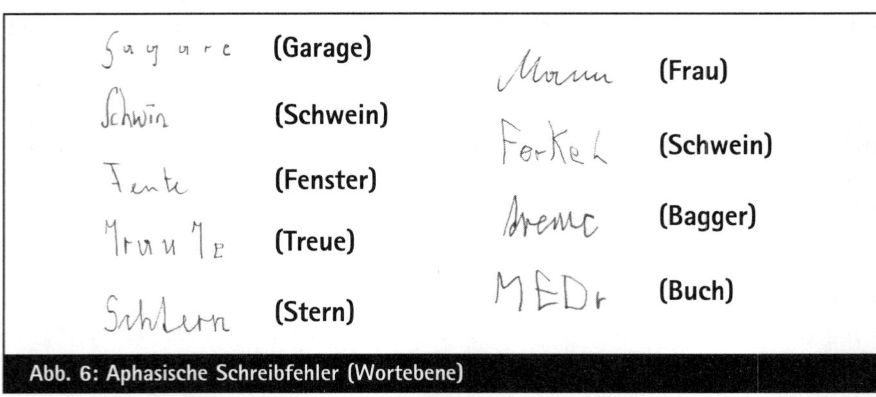


Abb. 6: Aphasische Schreibfehler (Wortebene)

## Lesen

Sowohl das Vorlesen wie das Verstehen von Geschriebenem können bei Aphasie beeinträchtigt sein.

Beim „Lesen" muss man zwischen **lautem Vorlesen** und **Verstehen von Gelesenem** unterscheiden. Die beiden Leistungen erfordern nämlich unterschiedliche Fähigkeiten. Beide Leistungen können auch getrennt voneinander gestört oder erhalten sein. Mit anderen Worten, wenn jemand einen Satz oder Text laut vorlesen kann, heißt das noch lange nicht, dass die Person den Satz oder Text auch versteht. Umgekehrt kann es sein, dass eine aphasische Person gar nicht oder nur fehlerhaft vorlesen kann, aber sehr wohl in der Lage ist, den Satz oder den Text zu verstehen.

Die Fehler beim Vorlesen ähneln denen beim Sprechen. Das Lesesinnverstehen ist in ähnlicher Weise wie beim Verstehen gesprochener Sprache gestört.

> *Ich nahm den „Weser Kurier" zur Hand und wusste gerade noch, dass das Schwarze die Buchstaben waren.*
>
> H. Gutmann, Betroffener, Bremen

Ein zusätzlicher Aspekt beim Verstehen geschriebener Texte ist sicherlich auch die Informationsmenge, die auf einen Leser zukommt. Die Schweizerische Aphasiegesellschaft hat in ihrer DOK-Mappe (> Literaturempfehlungen) eine Aufgabe zur Selbsterfahrung (Abbildung 7) angeführt.

Lesen Sie einfach den Text in Abbildung 7 durch. Versuchen Sie dann, die zwei wesentlichen Aussagen des Textes darzustellen. Vermutlich werden Sie bemerken, dass Sie zwar die Wörter erkennen können, aber irgendwann den Faden verlieren, um was es eigentlich geht. Verstärkt wird das Problem durch ähnlich aussehende Wörter, die aber Unterschiedliches bedeuten.

Vielleicht können Sie jetzt ein wenig nachvollziehen, wie eine aphasische Person sich fühlt, wenn sie Texte lesen und verstehen soll.

Treten Probleme beim Lesen im Verhältnis zu den anderen sprachlichen Leistungen besonders auffällig hervor, dann spricht man auch von einer **Alexie**.

**Zusammenfassung:**

Aphasische Symptome betreffen alle Bereiche der Sprachverwendung: Sprechen, Verstehen, Lesen, Schreiben. Der Schweregrad der einzelnen Symptome kann variieren. Typischerweise weist jede aphasische Person mehrere Symptome auf. Die sprachlichen Stärken und Schwächen der aphasischen Personen sind individuell ausgeprägt und können unterschiedlich sein (Individualsyndrom).

**Bitte lesen Sie:**

So wie es manchmal zweckmäßig sein kann, die Druckformatvorlage eines Dokumentes durch Kopieren der Druckformatvorlage aus einer Dokumentvorlage zu aktualisieren, kann es manchmal zweckmäßig sein, die Druckformatvorlage in einer Dokumentvorlage durch Kopieren der Druckformate eines Dokuments zu aktualisieren. Beispielsweise ändern Sie bei der Bearbeitung eines auf einer Dokumentvorlage basierenden Dokumentes mehrere Druckformatdefinitionen oder fügen neue Druckformate hinzu. Indem Sie die Druckformatvorlage des Dokuments mit der Druckformatvorlage verbinden, können Sie die Druckformatvorlage der Dokumentvorlage aktualisieren. Wenn Sie die Druckformatvorlage eines Dokumentes mit der Druckformatvorlage einer Dokumentvorlage verbinden, ersetzen die Druckformatdefinitionen des Dokuments die gleichnamigen Druckformatdefinitionen der Dokumentvorlage. Sämtliche Druckformate in der Druckformatvorlage des Dokuments, die nicht in der Druckformatvorlage der Dokumentvorlage enthalten sind, werden dieser hinzugefügt.

(aus: Handbuch WORD für Windows)

Abb. 7: Selbsterfahrung Lesesinnverstehen

# Kommunikation und Sprache bei Aphasie

**Aphasische Personen können oft besser kommunizieren als sprechen.**

Der bekannte Spruch, dass aphasische Personen besser kommunizieren können als sprechen, bewahrheitet sich immer wieder. Um das zu verstehen, muss man einige Punkte über das Phänomen Sprache erläutern und über die Beziehung zwischen Kommunikation und Sprache reflektieren.

Man kann das Phänomen Sprache prinzipiell unter zwei Gesichtspunkten betrachten, dem der Struktur und dem der Funktion.

**Sprache**

| Struktur | Funktion |
|---|---|
| Grammatik | Wissenserwerb |
| Wortformen | Kulturvermittlung |
| Regeln | **Kommunikation** |

Abb. 8: Sichtweisen auf Sprache

Jede Sprache hat eine bestimmte **Struktur**. Diese ist ein kompliziertes System aus Regeln, ungefähr vergleichbar mit der Grammatik einer Sprache plus einem Wörterbuch, in dem die Wörter verzeichnet sind. Wir besitzen als Sprachgesunde normalerweise die Fähigkeit, unendlich viele Aussagen zu bilden. Wir können dies mittels der Wörter unserer Muttersprache und der Regeln, mit denen wir Wörter verändern (*laufen-läuft-gelaufen*), zusammensetzen (*les-bar, ess-bar, unhalt-bar*) und zu Phrasen und Sätzen kombinieren. Normalerweise denken wir über diese Aspekte nicht weiter nach. Die menschliche Sprachverarbeitung läuft unbewusst ab, und wir haben unsere Sprache mit allen Wörtern und Regeln einfach zu unserer Verfügung. Bei Aphasie ist dies eben nicht mehr der Fall. Aphasische Personen haben Probleme, die richtigen Wörter im richtigen Moment abzurufen und zu Phrasen und Sätzen zu kombinieren.

Neben der Struktur hat Sprache aber auch **Funktionen**. Für die Menschen insgesamt ist Sprache ein Mittel, die Welt zu ordnen und Wissen und Kultur weiterzugeben. Spracherwerb ist zugleich **Wissens- und Kulturerwerb**. Die für unser Thema wichtigere Funktion von Sprache ist die der **Kommunikation**. Und Kommunikation ist typischerweise zielgerichtet. Wenn wir uns sprachlich äußern, dann machen wir das nicht für uns, sondern zusammen mit anderen bzw. für andere. Wir verfolgen dann bestimmte Ziele. Wir

> ***Mein Mann hat gelernt, in hervorragender Weise Gestik und Zeichen zur sprachlichen Unterstützung einzusetzen, sodass er sich mitteilen kann, nicht nur engen Familienangehörigen gegenüber, sondern auch Fremden gegenüber.***
>
> Erika Pullwitt, Angehörige, Düsseldorf

möchten informieren, bitten, drohen, anbieten, fordern, befehlen, andeuten, Freundschaften pflegen, Beziehungen erhalten, beenden oder anfangen und so weiter.

Wenn man von einer Aphasie betroffen ist, dann ist natürlich auch die Funktion der Sprache, die Kommunikation, beeinträchtigt.

Man muss jetzt aber sehen, dass menschliche Kommunikation zwar überwiegend auf Sprache und sprachlichen Mitteln aufgebaut ist, dass aber auch andere Anteile sehr wichtig sind: **Stimme, Körperhaltung, Gestik und Mimik übermitteln genauso Inhalte wie Sprache**. Das heißt, wir können unsere kommunikativen Ziele mit verschiedenen Mitteln verfolgen. Und diese Möglichkeit nutzen die aphasischen Personen. Denn bei Aphasie liegt eine Sprach(struktur)störung vor, welche der aphasischen Person die anderen Möglichkeiten der Kommunikation offen lassen. Und nicht wenige Betroffene versuchen daher, ihre sprachlichen Probleme mit **nicht-sprachlichen Mitteln zu kompensieren**.

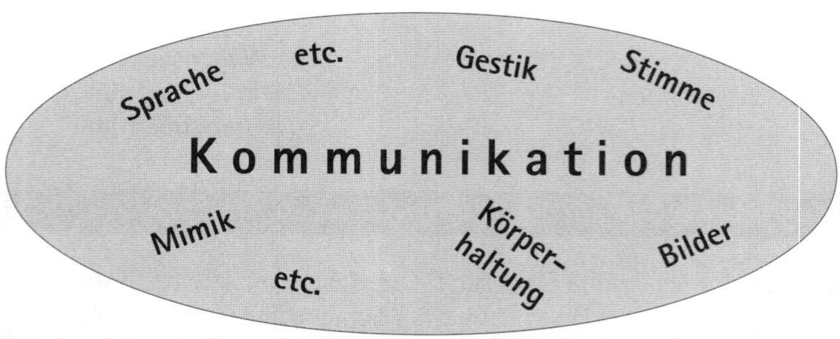


**Abb. 9: Kommunikation ist mehrdimensional**

Auch unter therapeutischem Gesichtspunkt wird manchmal versucht, bei sehr schweren Störungen nonverbale Mittel einzusetzen, sodass den schwer Betroffenen noch ein Weg zur Kommunikation offen steht (siehe Abbildung 10).

So ist natürlich verständlich, dass die aphasischen Personen tatsächlich oft besser kommunizieren als sie sprechen.

Aber auch die beste nonverbale Kommunikation macht die Sprachstörung leider nicht wett. Und so bleibt die Tatsache, dass aphasische Personen ein Kommunikationsproblem haben.

> Das zentrale Problem bei Aphasie ist die Kommunikationsbeeinträchtigung als Folge der Sprachstörung.

Gestik

Bilder / Zeichnungen / Fotos / Tagebuch

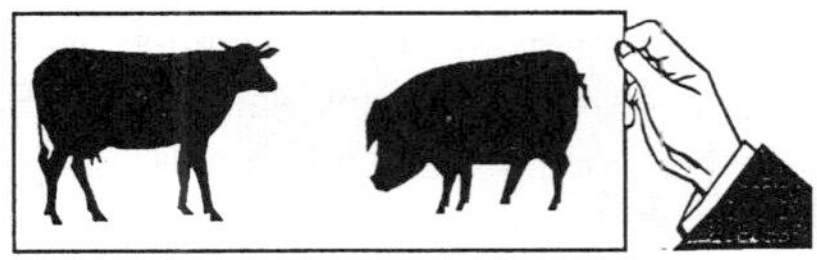

Karten

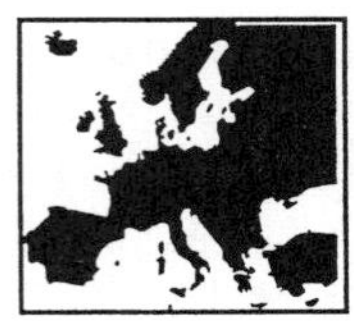

Notizen

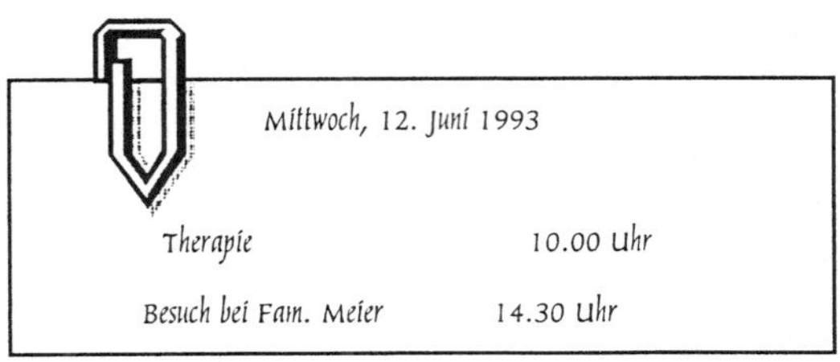


überschaubare Bedürfnistafel

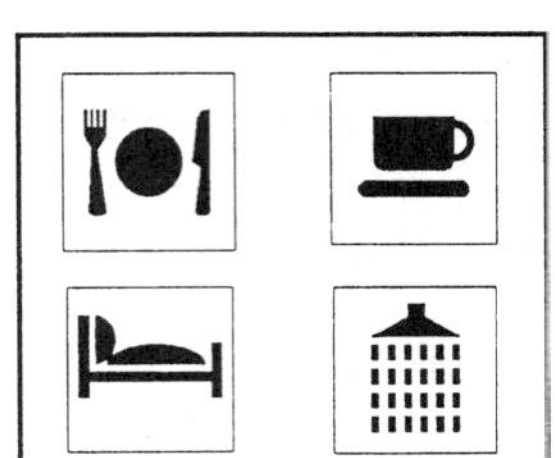

Quelle: DOK-Mappe © SAA, Zähringerstrasse 19, CH-6003 Luzern

**Abb. 10: Kommunikationsunterstützende Mittel**

Das Problem ist für die Betroffenen natürlich sehr frustrierend, weil aphasische Personen ganz normale Redeabsichten und Wünsche haben, die sie vermitteln möchten. Sie sind aber nicht mehr in der Lage, ihre Wünsche, Ansichten und Meinungen in der gewohnten Weise zu vermitteln.

> *Am schlimmsten sind unsere Hemmungen draußen im Alltag.*
>
> Else Zerhusen (68) und Annegret Nierbisch (46), Betroffene

Interessanterweise entscheidet die Schwere der sprachlichen Symptome keineswegs allein darüber, wie erfolgreich jemand kommuniziert. Abgesehen davon, dass auch Sprachgesunde nicht immer in der Lage sind, erfolgreich zu kommunizieren, kann man bei aphasischen Personen das folgende Phänomen beobachten. Man hat auf der einen Seite Personen mit sehr schweren Sprachstörungen, die noch recht gut kommunizieren können. Das sind die Fälle, von denen eingangs des Kapitels die Rede war. Auf der anderen Seite gibt es aphasische Personen mit eigentlich recht leichten Problemen, die aber in der Öffentlichkeit kein einziges Wort sagen. Gründe dafür sind Unsicherheit und Schamgefühl. Auch aus diesen Beobachtungen kann man erkennen, dass Sprache und Kommunikation nicht deckungsgleich sind.

Wenn man über Kommunikation spricht, muss man auch bedenken, dass zum Kommunizieren immer zumindest zwei Personen gehören. Und wenn man sich diesen Gesamtprozess vorstellt, muss man Folgendes erkennen:

**Aphasie betrifft auch die sprachgesunden Kommunikationspartner.**

Wenn nämlich in einer Kommunikation ein Teilnehmer nur eingeschränkte Ausdrucksmöglichkeiten hat und zudem vielleicht einen Teil des zu ihm Gesagten nicht versteht, dann hat auch der Kommunikationspartner der aphasischen Person ein Kommunikationsproblem! Denn auch dieser Kommunikationspartner kann sich nicht verständlich machen, und auch er versteht das ihm Mitgeteilte nur zum Teil.

> *Wir verstanden sie nicht richtig, und es gab viele Missverständnisse.*
>
> E. Kay, Angehörige

Damit ist verständlich, dass Aphasie in gewissem Sinne „ansteckend" ist und alle vor ein Problem stellt. Somit ist ebenfalls klar, dass auch die Kommunikationspartner der aphasischen Personen sich überlegen müssen, wie sie die Kommunikation „aphasiefreundlich" und damit effektiver gestalten können. Kommunizieren ist eben ein gemeinschaftlicher Prozess, und der alte Spruch „Das Ergebnis ist mehr als die Summe der Einzelteile" gilt auch hier.

**Gemeinsam kommt man weiter als allein!**

Es ist daher sinnvoll, sich über Kommunikationsstrategien Gedanken zu machen. Im folgenden Abschnitt sollen einige grundlegende Kommunikationsstrategien vorgestellt werden.

# Kommunikationsstrategien

Kommunikation ist ein gemeinschaftlicher, kooperativer Prozess, an dem alle Kommunikationsteilnehmer gemeinsam arbeiten müssen. Bei Aphasie ist es besonders wichtig, dass alle kooperativ und gemeinsam agieren, um eine möglichst erfolgreiche Kommunikation zu erreichen.

Aphasische Personen sind mehr als andere auf **kooperative Kommunikationspartner** angewiesen. Im Folgenden sollen einige grundlegende Verhaltensweisen beschrieben werden, welche das Kommunizieren für die aphasischen Personen und mit ihnen erleichtern. Wir alle wissen, wie schwierig es beispielsweise ist, mit einem Menschen zu kommunizieren, der nicht kommunizieren will.

Die **Kommunikationsstrategien** kann man in drei Bereiche teilen: der Angehörige als Mitmensch, der Angehörige als Sprecher und der Angehörige als Zuhörer.

## Der Angehörige als Mitmensch

Im ersten Bereich geht es weniger um konkrete Kommunikationsregeln als um eine Grundhaltung, die man sinnvollerweise gegenüber den Betroffenen einnehmen sollte. Der **Angehörige als Mitmensch** sollte für die Kommunikation die folgenden Grundregeln beachten:

Haben Sie Respekt vor der aphasischen Person!
Benehmen Sie sich normal!
Aphasische Personen sind keine Kinder!
Aphasische Personen sind erwachsene Menschen!
Aphasische Personen sind nicht geistig behindert!
Sprechen Sie nicht für die aphasische Person!
Nehmen Sie der aphasischen Person nicht das „Wort" weg!
Korrigieren Sie nicht!

Mit **„Respekt haben"** ist gemeint, dass aphasische Personen durchaus Respekt verdienen. Aphasische Personen nehmen noch immer aktiv am Leben teil, haben eine normale Entscheidungsfähigkeit und sie haben auch eine Geschichte – Erfahrungen und Weltwissen werden durch eine Aphasie ja nicht gelöscht! Ein gutes Beispiel für Respekt ist, ob man aphasische Personen in Entscheidungsfindungen des Alltags (Essen, Fernsehprogramm, Einladungen, etc.) noch miteinbezieht oder eben nicht. Selbst wenn aphasische Personen sich nicht mehr in der gewohnten Weise ausdrücken können, haben sie noch Wünsche, Vorlieben und Bedürfnisse. Diese sollte man genauso respektieren wie vor der Erkrankung. Holen Sie die Meinung der aphasischen Personen ein, wann immer es geht!

> *Wir sind ganz normale Menschen.*
>
> Else Zerhusen (68) und Annegret Nierbisch (46), Betroffene

In vielen Situationen des Alltags kann man zwar für den Betroffenen entscheiden („Heute gehst du zum Friseur!"), aber es ist durchaus möglich, den Betroffenen in die Entscheidungsfindung miteinzubeziehen oder die Entscheidung völlig ihm selbst zu überlassen.

Zu häufig werden in familiären und auch in professionellen Kontexten (wie z.B. in Krankenhäusern) den aphasischen Personen gegenüber Handlungsmuster hervorgeholt, wie man sie gegenüber Kindern und Unmündigen gebraucht. Man entscheidet für die Betroffenen, handelt über ihren Kopf hinweg und lässt sie spüren, dass sie keine vollwertigen Mitglieder der Familie bzw. der Gesellschaft sind. Allzu oft wird von den reduzierten Ausdrucksmöglichkeiten der aphasischen Personen auf Retardierung, Geisteskrankheit oder geistige Behinderung geschlossen. In der Folge werden aphasische Personen wie Babys, Kinder oder Haustiere angesprochen. Das ist Unsinn! **Aphasische Personen sind keine Idioten und keine Kinder, sondern Erwachsene wie wir**. Der Unterschied ist einfach, dass es **Menschen mit Sprachstörungen** sind. Niemand würde einen nicht deutsch sprechenden Menschen (z.B. einen Kanadier) automatisch als geistig behindert betrachten!

> *Fassungslos habe ich ihn in den letzten Jahren nur immer dann erlebt, wenn jemand an seinem Verstand zweifelt, und wenn er sprachlich übergangen wird. Ich denke, das kennen alle Aphasiker. Auch ich habe erst lernen müssen, dass Aphasiker logisch denken.*
>
> Erika Pullwitt, Angehörige, Düsseldorf

Natürlich wird oft aus guten Motiven auf die aphasischen Personen besondere Rücksicht genommen. Man meint es gut, übertreibt es aber mit der Fürsorge. Zwar ist es sinnvoll, die Betroffenen vor unnötiger Aufregung und Ärger zu schützen, doch wird Selbstständigkeit nur dann gefördert, wenn diese auch gefordert wird. Beispielsweise können aphasische Personen durchaus auch einmal alleine bleiben, wenn nicht bestimmte medizinische Probleme dagegen sprechen. Manche Betroffene legen sogar Wert darauf, einmal etwas alleine zu unternehmen! Als gute Strategie hat es sich erwiesen, sich ganz normal zu verhalten, so wie man es auch vor der Erkrankung getan hätte.

> *Viele ‚normale' Menschen glauben, dass wir Aphasiker nicht ganz normal sind, und das wollen wir hier einmal richtig stellen. Inzwischen wissen wir beide, was eine Aphasie ist, nur die meisten Menschen wissen nichts darüber.*
>
> Else Zerhusen (68) und Annegret Nierbisch (46), Betroffene

Ein wichtiger und oft missverstandener Punkt betrifft die **Übernahme der Sprecherrolle** durch Angehörige. *Ein Beispiel*: Jemand fragt die aphasische Person etwas (z.B. wie es am Wochenende war), und der Angehörige antwortet dann für den Betroffenen. Das Komplizierte daran ist, dass dieses Verhalten von Seiten der Angehörigen konstruktiv gemeint ist, man möchte ja schlicht auf eine Frage antworten, die der aphasischen Person gestellt wurde. Das Problem ist aber, dass dadurch der aphasischen Person die Möglichkeit genommen wird, ein kommunikatives Erfolgserlebnis zu haben. Zudem bilden sich rasch Routinen heraus, sodass die aphasische Person erwartet, dass die Angehörigen die Sprecherrolle übernehmen. Die aphasische Person versucht also gar nicht mehr, sich selbstständig zu äußern.

> *Er empfand es als demütigend, wenn seine Besucher seine Frau fragten: „Wie geht es ihm heute?“*
>
> Über einen Betroffenen

Durch die Übernahme der Sprecherrolle durch die Angehörigen wird zudem die Mitteilung ausgesandt, dass man der aphasischen Person nichts mehr zutraut. Diese Mitteilung verstehen die aphasischen Personen sehr wohl! Am Ende sprechen dann oft nur mehr die sprachgesunden Personen miteinander für und über den Betroffenen, und die aphasische Person ist von der Kommunikation ausgeschlossen. Das ist vielleicht bequem, aber der falsche Weg für alle Beteiligten, denn die Unabhängigkeit der aphasischen Personen ist allen rehabilitativen Bemühungen übergeordnet.

Das Sprachverhalten bei Aphasie führt oft dazu, dass man die Gespräche an sich reißt. Ein zentraler Punkt ist, dass aphasische Personen oft recht langsam sind und längere Pausen machen. Längere Pausen sind für Sprachgesunde normalerweise das Signal, dass sie selbst das Wort ergreifen dürfen. Auch sind längere Pausen in vielen Kontexten sozial nicht erwünscht, man denke an die „peinlichen Pausen" beim Abendessen mit Bekannten.

Man sollte also als Angehöriger **nicht ungeduldig werden**, wenn aphasische Personen längere Pausen machen, mühsam nach Worten ringen, sich falsch ausdrücken oder nur Fragmente äußern. Lassen Sie den aphasischen Personen Zeit, nehmen Sie ihnen das „Wort" nicht weg, und Sie werden staunen, was alles noch ausgedrückt werden kann!

Man kann das eben Gesagte folgendermaßen zusammenfassen:

Kommunikation **mit** den aphasischen Personen, **nicht für** die aphasischen Personen!

Ein letzter Punkt betrifft das Korrigieren. Es macht wenig Sinn, die aphasischen Personen in ihrem sprachlichen Ausdruck zu korrigieren. Wenn man genug Informationen für eine Korrektur hat, dann hat man die aphasische Person ja doch verstanden, sonst könnte man ja **nicht korrigieren**! Und damit ist das kommunikative Ziel für den Sprecher ja erreicht. Man sollte die Funktion und nicht die Form beachten. Systematische Korrekturarbeit ist Aufgabe der Sprachtherapie und nicht die der Angehörigen!

## Der Angehörige als Sprecher

Als Sprecher kann man durch Beachtung einfacher Verhaltensweisen dazu beitragen, dass die Chancen für eine aphasische Person ansteigen, das zu ihnen Gesagte zu verstehen. In der folgenden Übersicht sind wesentliche **Sprecherstrategien** zusammengefasst.

Hintergrundgeräusche minimieren
Hinweissignale vor Kommunikationsbeginn setzen
Aufmerksamkeit erwecken
Blickkontakt erzeugen
langsam, klar und deutlich sprechen
wichtige Wörter betonen
kurze Äußerungen machen
einfachen Satzbau bevorzugen (aber keine Babysprache!)
Aussagen und wichtige Wörter wiederholen
Gestik und Mimik einsetzen
Pausen zwischen die Äußerungen legen
keine abrupten Themenwechsel durchführen
verständnissichernde Maßnahmen durchführen
auf Zeichen der aphasischen Personen achten

Eine erste einfache, aber sehr effektive Sprecherstrategie ist es, die **Hintergrundgeräusche zu minimieren**. Dies kann bedeuten, dass man den Fernseher ausschaltet, die Fenster schließt oder bei größeren Gruppen dafür sorgt, dass immer nur einer spricht. Es wird dadurch ermöglicht, dass die betroffene Person nicht unnötig abgelenkt wird und dass sie sich auf die gesprochenen Äußerungen besser konzentrieren kann.

Weiterhin ist es sinnvoll, **Hinweissignale** zu setzen (z.B. „Peter, hör mal!"), wenn man mit der aphasischen Person sprechen möchte. **Blickkontakt** aufzunehmen ist förderlich, denn dann kann die angesprochene Person zusätzlich mimische Informationen aufnehmen.

**Äußerungen** sollten **kurz und klar** sein, wichtige Wörter und Inhalte sollte man **betonen**. Aber bitte vermeiden Sie Babysprache! Das ist für den Angesprochenen entwürdigend. Es ist aber keine Schande, wenn man **Wichtiges wiederholt**. Mit jeder Wiederholung steigen nämlich die Chancen für den Angesprochenen, dass er versteht, was ihm mitgeteilt werden soll.

Man sollte das Gesagte auch durch **Gestik** und **Mimik** unterstützen, denn damit kann man zur sprachlichen noch nicht-sprachliche Informationen hinzufügen. Auf diese Weise wird der Kommunikationsprozess erleichtert.

Wenn man **Pausen** zwischen die einzelnen Äußerungen legt, ist es für den aphasischen Zuhörer auch leichter, die einzelnen Aussagen zu verarbeiten. Wenn man das Thema wechselt, sollte man dies anzeigen („Jetzt was anderes!"). Das **Anzeigen von Themenwechseln** ist wichtig, denn abrupte Themenwechsel führen oft zu Verwirrung, weil man plötzlich nicht mehr weiß, worum es eigentlich geht.

Zentral sind natürlich so genannte **verständnissichernde Maßnahmen**. Damit ist gemeint, dass man zwischendurch nachfragt und überprüft, ob die wesentlichen Aussagen auch angekommen sind („Hast du verstanden?", „Hast du den Termin?", etc.). Das empfiehlt sich bei sprachgesunden wie bei aphasischen Personen!

Gleichzeitig sollte man aufmerksam beachten, ob die aphasischen Gesprächspartner **Zeichen des Verstehens oder Nicht-Verstehens** geben. Bei Nicht-Verstehen können Sie die Aussage wiederholen, eventuell anders formulieren oder die Quelle des Nicht-Verstehens klären. Bei Zeichen des Verstehens (Nicken, „Ja", etc.) sollte man auch bedenken, dass diese Zeichen nicht unbedingt auch heißen, dass der Angesprochene tatsächlich verstanden hat.

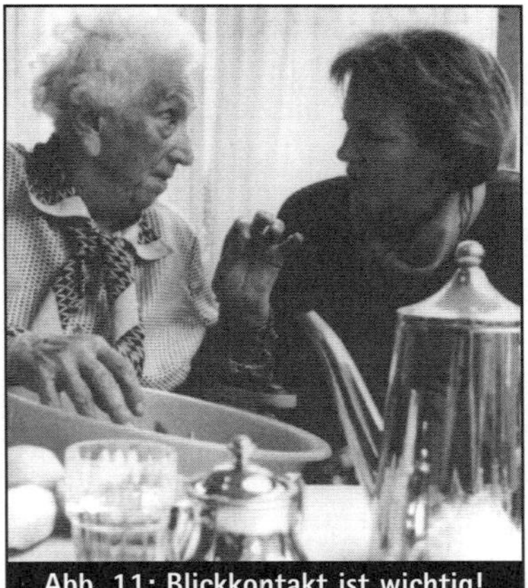

**Abb. 11: Blickkontakt ist wichtig!**

*Ich habe ihnen damals erklärt, sie sollen langsam sprechen, aber nicht mit mir reden wie mit einem Doofen.*

Günter Brendle, Betroffener, Vach

*Es gibt Leute, die behandeln einen Aphasiker als Baby. Nur – wir sind keine Kinder!*

Else Zerhusen (68) und Annegret Nierbisch (46), Betroffene

## Der Angehörige als Hörer

Zuletzt seien noch die **Hörerstrategien** genannt. Es sind dies Verhaltensweisen, die man als Zuhörer anwenden kann, um den aphasischen Sprecher dabei zu unterstützen, seine kommunikativen Ziele zu erreichen. Eine Zusammenfassung:

Zeit lassen
Geduld haben
Hilfe anbieten
Verständnis sichern
Auf Funktion achten!

Ein zentraler Punkt ist, dass man den aphasischen Personen für ihre Redebeiträge **Zeit lässt**. Aphasische Personen brauchen für die Sprachproduktion einfach mehr Zeit. Die Suchprozesse sind langsamer, Wortfindungsschwierigkeiten treten auf und der Aufbau von Satzstrukturen geht weniger schnell oder nur fragmentarisch. **Haben Sie Geduld!**

**Haben Sie Geduld!** Drängen Sie sich nicht in jede Gesprächspause, wenn der Betroffene nichts sagt. Die aphasischen Personen sind oft in der Lage, wenn sie genügend Zeit haben, viel mehr auszudrücken, als man meint!

Natürlich können Sie den aphasischen Personen **Hilfe anbieten**, um die Suchprozesse zu erleichtern. Die Hilfen sind oft auch gleichzeitig **verständnissichernde Maßnahmen**. Man kann Rückfragen machen („Du meinst Herrn Becker?") oder kann sich verstandene Aussagen bestätigen lassen („Der Termin ist morgen um 9 Uhr?"). Günstig sind Ja/Nein-Fragen, bei denen der Gefragte nur mit „Ja" oder „Nein" (bzw. Nicken/Kopfschütteln) antworten kann.

> ***Außenstehende haben kaum Zeit. Sie sprechen zu schnell und oftmals undeutlich. Außerdem sollen sie uns nicht ins Wort fallen und uns nicht so schnell verbessern.***
>
> Else Zerhusen (68) und Annegret Nierbisch (46), Betroffene

Wenn die aphasische Sprachproduktion durch **Perseverationen** (ungewollte Wiederholungen) beeinträchtigt wird, dann hilft es manchmal, **den Sprecher abzulenken**. Dadurch wird die Perseveration gestoppt und der Betroffene kann einen neuen Versuch starten sich mitzuteilen.

Wichtig ist es zudem, auf die Funktion und die Absicht einer Äußerung zu achten und weniger auf die grammatische Form der Äußerung. Manchmal hilft es, wenn man überlegt, in welcher Situation und Umgebung man sich befindet.

> Die gerade beschriebenen Kommunikationsstrategien erleichtern die Kommunikation zwischen aphasischen und sprachgesunden Personen. Wenn Sie es nicht schon bereits tun, versuchen Sie, diese Strategien anzuwenden.

# Psycho-soziale Folgen der Aphasie

Eine Aphasie tritt als Katastrophe auf, und sie hat typischerweise für Betroffene wie auch für Angehörige enorme psycho-soziale Folgen. Die Veränderungen betreffen das Berufsleben, das soziale Leben, die Familie und die Psyche.

Eine chronische Aphasie hat häufig enorme Folgen, die weit über die Kommunikation hinausreichen, aber ursächlich durch die Sprach- und Kommunikationsstörung bedingt sind. Die Bewältigung der unterschiedlichen Problembereiche ist ein schwieriger Prozess. Leider ist es gerade so, dass man mit der aphasischen Person gerade den Gesprächspartner verloren hat, mit dem man die Probleme besprochen hätte! Dies ist sicherlich eine weitere Tücke des Problems Aphasie für die Partnerschaft!

Die wesentlichen Bereiche werden im Folgenden kurz dargestellt. Es sind dies:

Berufliche Veränderungen
Soziale Veränderungen
Familiäre Veränderungen
Psychische Veränderungen

## Berufliche Veränderungen

Die meisten Berufe sind stark an Sprache und Kommunikation gebunden. In der Folge sind Arbeitsplatzverlust und Ende der Erwerbstätigkeit nicht selten, wenn man eine Aphasie hat und noch im Berufsleben steht. Dadurch wird oftmals die ganze Lebensplangestaltung über den Haufen geworfen. Finanzielle Rahmenbedingungen verändern sich, typischerweise hat man weniger Geld zur Verfügung. Unter Umständen müssen dann die gesunden Lebenspartner wieder ins Berufsleben einsteigen.

Für jüngere Aphasiker, die beim Ereignis noch am Anfang ihres Berufslebens standen, ergibt sich die Frage einer **beruflichen Neu-Orientierung**. Arbeitsämter, Krankenkassen, Versicherungen und Rentenversicherungsträger können zum Teil Umschulungsmaßnahmen oder berufliche Erprobungen unterstützen und/oder finanzieren. Hier ist es wichtig, mit Geduld nachzufragen und nicht bei der ersten ablehnenden Auskunft aufzugeben. Manch ein Sachbearbeiter hört das Wort Aphasie zum ersten Mal und hat überhaupt keine Vorstellung, um was es geht.

> *Als ich aus der Narkose erwachte, war ich halbseitig gelähmt. Ich konnte nicht mehr sprechen, lesen, schreiben. Mit einem Satz: Rentnerin.*
>
> Gunda Niermann, Betroffene, Brockum

Krankengeld wird in der BRD für 78 Wochen gezahlt. Danach ist zu prüfen, ob man einen Rentenantrag stellen möchte. Eine **Rente** ist dann möglich, wenn eine berufliche Rehabilitation und Wiedereingliederung ins Berufsleben nicht mehr möglich scheint. Der Antrag muss an den jeweiligen **Rentenversicherungsträger** gerichtet werden. Eine Erwerbsunfähigkeitsrente (EU-Rente) wird bewilligt, wenn der Antragsteller auf nicht absehbare Zeit nicht mehr regelmäßig arbeiten kann. Berufsunfähig (BU-Rente) ist, wer gegenüber einem Gesunden weniger als 50 Prozent an Arbeitsleistung erbringt. Für Pensionisten, Rentner und Personen im Ruhestand ändert sich an Pension und Rente nichts.

Informieren Sie sich bei Verbänden, Ärzten, Krankenkassen, Rentenversicherungsträgern über die Möglichkeiten, welche Betroffene und Angehörige haben.

Bei der Informationsbeschaffung und den Formalitäten beispielsweise mit den Rentenversicherungsträgern sind Angehörige eine wichtige Hilfe. Machen Sie sich kundig und scheuen Sie nicht den Bürokraten-Dschungel, der noch allzu oft den Weg zu berechtigten Ansprüchen undurchsichtig macht.

## Soziale Veränderungen

Auch die **sozialen Beziehungen** und die **Möglichkeiten der Freizeit** verändern sich. Freunde, die noch gleich nach dem Schlaganfall ins Krankenhaus geeilt sind, bleiben aus, wenn klar wird, dass die Betroffenen chronisch an einer Aphasie leiden. Soziale Aktivitäten (Urlaub, Hobbys, Freizeit) müssen oftmals mehr oder weniger stark eingeschränkt werden, und **soziale Isolation** unterschiedlichen Ausmaßes ist oft die Folge. Insgesamt steigt die Abhängigkeit von anderen stark an und die Möglichkeiten neuer sozialer Kontakte sind eingeschränkt.

> *Die Eltern sind überfordert, Freunde gehen, verabschieden sich, ziehen sich zurück, Bekannte zeigen sich über meine Krankheitssymptome schockiert.*
>
> Ulrike Steinhöfel, Betroffene, Bremen

Informieren Sie Angehörige, Freunde und Bekannte über Aphasie.

Angehörige können hier sinnvolle Hilfe leisten, indem sie Informationen über Aphasie an Freunde und Bekannte weitergeben. Manch einer ist in der Kommunikation mit einer aphasischen Person schlicht überfordert und meidet in der Folge diese Person. Das ist aber nicht nötig, hier kann man durch gezielte Information (z.B. über Kommunikationsstrategien) die Berührungsängste abbauen.

Eine Möglichkeit, sich neue soziale Kontakte zu schaffen, ist die Teilnahme an einer **Selbsthilfegruppe** (> Kapitel Selbsthilfe). Diese Gruppen gibt es in Deutschland, der Schweiz und in Österreich. Sie bieten die Möglichkeit, neue Menschen kennen zu lernen, die zum Teil bereits Erfahrungen im Umgang mit der Aphasie haben. Außerdem bieten die meisten Gruppen auch ein vielfältiges soziales Programm an.

**Mobilität** ist generell ein Problem für aphasische Personen, vor allem wenn sie zusätzliche motorische Einschränkungen haben. Auf einen Rollstuhl angewiesen zu sein, bedeutet aber noch lange nicht, dass man nirgendwo mehr hinkommt oder nicht mehr reisen kann. Inzwischen haben bereits viele **Reiseveranstalter spezielle Angebote** für Menschen mit diversen Problemen und Behinderungen. Fragen Sie einfach in mehreren Reisebüros nach.

> *Er ist lebensfroh, optimistisch und voller Energie, er unternimmt Dinge allein und ist froh, mich im Straßenverkehr nicht mehr zu benötigen.*
>
> Erika Pullwitt, Angehörige, Düsseldorf

Ein Thema ist immer wieder das **Autofahren**. Von der Sache her ist eine Aphasie kein Grund, nicht Auto zu fahren. Es ist zwar eine zusätzliche Prüfung nötig, doch viele Betroffene nehmen diese Herausforderung gerne an. Nähere Informationen bekommen Sie beim Bundesverband für die Rehabilitation der Aphasiker (siehe „Nützliche Adressen"). Auch kann man überlegen, notwendige Fahrten einfach mit dem Taxi zu machen. Manchen scheuen zwar die Kosten, doch rechnet man einmal die Kosten eines Autos (Anschaffung, Unterhalt, Versicherungen, etc.) in Ruhe durch, kann man zum gleichen Preis sehr viele Taxifahrten unternehmen. Auch die öffentlichen Verkehrsmittel sind schlussendlich Alternativen, die man überlegen sollte.

Mit der Aphasie ist nicht das Ende aller Aktivitäten gekommen. Es gibt noch viele Möglichkeiten und für manche ist es die Chance, Neues kennen zu lernen.

Aphasie bedeutet keineswegs das Ende aller Aktivitäten. Man sollte versuchen, **frühere Aktivitäten wieder aufzunehmen**. Selbst wenn es zum Teil mühsamer wird, an bestimmte Orte zu gelangen, sollte man nicht darauf verzichten, beispielsweise ein Ausflugslokal aufzusuchen, in das man früher gerne fuhr. Überlegen Sie einfach einmal, was der Betroffene und/oder alle zusammen vor der Erkrankung gerne gemacht haben. Überlegen Sie in Ruhe, ob sich diese Dinge noch realisieren lassen. Zwar ist manches erschwert, aber vieles ist vielleicht dennoch noch möglich!

> *Ich habe durch die Aphasie viel Positives erlebt, dass ich diese Zeit eigentlich nicht mehr missen wollte.*
>
> Gunter Lacroix, Betroffener

Auf der Seite 32 sind „Grundprinzipien des Umgangs" dargestellt, wie sie der Geschäftsführer des Aphasiezentrums in Vechta sieht. Vielleicht können Sie sich inspirieren lassen!

Für manche ist die Aphasie auch die Chance, sich intensiv alten und **neuen Hobbys** zu widmen. Briefmarken oder Münzen sammeln, Musik hören, Malen und Töpfern, es gibt so viele Möglichkeiten! Man sollte einfach einmal in Ruhe überlegen, was man gerne machen möchte.

Freunde, Verwandte ziehen sich meist zurück, weil sie mit der neuen Situation (auch) nicht zurechtkommen.

Daher muss ihnen schon bei den ersten Besuchen erklärt werden, dass sie sich ganz normal, wie auch vor der Erkrankung, gegenüber dem Betroffenen verhalten können.

Die Störungen müssen erklärt werden. Was versteht der Betroffene? Was kann er wann und wie sagen oder zeigen?

Manchmal hilft auch ein kleiner Text, in dem die spezielle Sprachbehinderung erklärt und Verhalten für die Besucher empfohlen wird.

Es muss ziemlich bald wieder an vorherige bestehende Hobbys u.Ä. angeknüpft werden, oder neue (z.B. Gesellschafts-spiele, Kartenspiele) entwickelt werden. Für die Besucher (wie für die Betroffenen) sind Aktivitäten wichtig.

Wichtig sind auch neue gemeinsame Aktivitäten mit den Besuchern. Eine Spazierfahrt im Rolli oder ein gemeinsamer Spaziergang, ein Theater- oder Kinobesuch oder der Besuch einer Sportveranstaltung.

Der Anschluss in Selbsthilfegruppen und Sportgruppen für Behinderte fördert die Eigenaktivität und bringt neue soziale Kontakte.

Gespräche zwischen betroffenen Angehörigen, Aphasikerinnen und Aphasikern sowie den Besuchern dürfen nicht nur um die Krankheit oder die Behinderungen geführt werden.

Es darf nicht nur rückwärts geschaut und verlorenen Fähigkeiten nachgetrauert werden, vielmehr muss benannt werden, was schon wieder möglich ist.

Bleiben oder werden Sie großzügig im Umgang mit Freunden und Besuchern. Hören und achten Sie nicht spitzfindig auf Fehlfragen oder Antworten. Halten Sie Ihren Gästen zugute, dass diese Situation noch für sie fremd ist.

Erwarten Sie nicht, dass die Besucher über alle medizinischen und rehabilitativen Dinge so informiert sind, wie Sie es selbst mittlerweile gewohnt sind. Haben Sie viel Geduld!

Warten Sie nicht nur auf Besuch. Laden Sie einfach ein, oder laden Sie sich bei anderen ein. Denken Sie an kurze aber herzliche Besuche.

Wenn Sie Besuche nicht selbst tätigen können, bringen Sie sich über Telefon oder Kartengrüße einfach in Erinnerung.

*Diese Aufzählung kann nicht vollständig sein und kann auch nicht einfach in allen Punkten umgesetzt werden, doch fangen Sie an – der Versuch lohnt sich!*

(Werner Dornieden, Geschäftsführer im Aphasie-Zentrum Vechta-Langförden)

**Abb. 12: Grundprinzipien des Umgangs**

## Familiäre Veränderungen

Aphasie wird oft als **„Familienkrankheit"** bezeichnet. Dieser Punkt wird im vorliegenden Ratgeber an verschiedenen Stellen thematisiert. An dieser Stelle geht es darum, dass sich die **familiären Rollen** innerhalb der Familie häufig ändern. Betroffene Männer leiden oft unter dem vermeintlichen Autoritätsverlust, und Frauen müssen oft Dinge übernehmen, die sie vorher nicht machten: Schriftwechsel, Bankgeschäfte, usw. Sind Frauen betroffen, müssen häufig die Ehepartner Pflichten im Haushalt übernehmen, die sie vorher nicht erfüllen mussten.

> *Meine Frau hat alles übernommen, mein Leben völlig organisiert.*
>
> Günter Brendle, Betroffener, Vach

Die Angehörigen leiden oft unter der zusätzlichen Verantwortung und sind der Überlastung ausgesetzt. Die aphasischen Personen leiden unter den Einschränkungen an Selbstständigkeit und dem Verlust an Kompetenzen.

Man sollte gemeinsam über die neue Verteilung der Aufgaben nachdenken.

Durch die veränderten Rollen innerhalb der Familie ist ein **gemeinschaftliches Vorgehen** notwendig. Man sollte zusammen überlegen, welche Aufgaben jeder wahrnimmt, wo man gemeinsam aktiv wird und auch, ob man bestimmte Bereiche anderen, z.B. den Kindern, übergibt. Wenn eine Aufgabe zugeteilt ist, dann sollte man sich nicht einmengen. *Dafür ein Beispiel*: Wenn der Betroffene die Aufgabe hat, die täglichen Einkäufe zu machen, dann sollte man dies auch im Bereich des Betroffenen lassen, selbst dann, wenn man selbst schneller wäre oder die Erstellung der Einkaufslisten für den Betroffenen sehr langwierig ist.

Es ist auch nützlich, dass man seine Erwartungen an andere Personen, beispielsweise die eigenen Kinder, klar formuliert und ausspricht. Viele Personen sind durch die Aphasie stark verunsichert und wissen nicht so recht, was sie tun sollen. Außerdem sind die Ansichten darüber, wie man sich in bestimmten Situationen verhält, oft ganz unterschiedlich. *Ein Beispiel*: Manche Eltern warten, dass die Kinder anbieten, sich um den Garten zu kümmern. Die Kinder würden es auch gerne machen, fragen aber nicht, weil sie meinen, dass die Eltern dann dächten, man würde ihnen den Garten wegnehmen wollen. So sind alle unzufrieden. Wenn man aber seine Erwartungen und Wünsche formuliert, dann ist es leichter.

> *Ruhe finden heißt also gleichzeitig Verantwortung teilen, dem Partner wieder mehr Selbstständigkeit aufzuerlegen bzw. zuzubilligen.*
>
> Susanne Grether, Aphasikerverband

Wenn die Konflikte innerhalb der Familie zu stark werden, ist es durchaus keine Schande, sich ärztliche oder psychologische Hilfe zu holen.

## Psychische Veränderungen

Veränderungen, unter welchen neurologische Patientinnen und Patienten oft leiden, sind Konzentrationsmangel, starke Reizbarkeit, Gefühlsschwankungen. Diese Aspekte sind im Kapitel „Begleiterscheinungen" näher beschrieben, wo auch das Thema Persönlichkeitsveränderung aufgegriffen wird.

Eine zentrale Rolle spielen sicherlich **depressive Verstimmungen und Depressionen**, die bei Betroffenen und Angehörigen gleichermaßen auftreten können. Fachleute gehen davon aus, dass bis zu 50% der Betroffenen und Angehörigen depressive Symptome zeigen. Zeichen von Depression sind Schlaflosigkeit, Energieverlust, Gefühl der Unfähigkeit, geringes Selbstwertgefühl, Selbstmitleid, herabgesetzte Leistungsfähigkeit, Interesselosigkeit, Unruhe, geringer Kommunikationswille, Pessimismus, Weinen, Selbstmordgedanken.

> *In Momenten, in denen ich alleine war, fühlte ich mich unglaublich verlassen. Ich wollte nicht mehr leben.*
>
> Ulrike Steinhöfel, Betroffene, Bremen

Betroffene und Angehörige leiden oft unter depressiven Erscheinungen. Bei längeren Phasen von Depression ist fachliche Unterstützung (Ärzte, Psychologen) ratsam.

Depressionen können zum einen rein organisch durch die Hirnschädigung bedingt sein, zum anderen sind sie aber als Reaktionen auf die veränderten Zustände zu verstehen (sog. reaktive Depression). Betroffene können beide Arten von Depressionen aufweisen, Angehörige nur die zweite Form.

Depressive Erscheinungen treten für die Betroffenen gehäuft an zwei Zeitpunkten auf. Erstens, wenn erkannt wird, welches Ausmaß die Probleme tatsächlich haben. Dies fällt oft mit dem ersten Reha-Aufenthalt zusammen, wo eine systematische Bestandsaufnahme der Leistungsfähigkeit der Betroffenen gemacht wird. Der zweite Punkt ist der Moment, wo die Betroffenen nach Hause kommen und aus der Ausnahmesituation Reha-Klinik und Krankenhaus in den Alltag zurückkommen und erkennen, dass ihr Leben sicherlich nicht mehr so sein wird wie früher. Mit anderen Worten: Man erkennt, dass man sprachlich behindert ist.

> *Aber je mehr der Alltag sich wieder normalisiert, werden mir die Endgültigkeit der Sprachbehinderung und die Konsequenzen für das zukünftige Leben bewusst.*
>
> Martina Jentsch, Angehörige

Vorübergehende depressive Stimmungen kennen wohl alle Menschen. Wenn es sich aber um lang andauernde Phasen handelt, sollte man medizinische und psychologische Hilfe suchen. Depression ist eine Krankheit und nicht ein Zeichen persönlichen Versagens.

# Irrtümer über Aphasie

Es gibt eine Reihe von Irrtümern über Aphasie, die sich hartnäckig halten. Die folgenden Annahmen sind falsch: Aphasie ist nur eine isolierte Sprechstörung, Aphasie ist eine Denk- oder Geistesstörung, Aphasie ist ein Gedächtnis- oder Hörproblem.

Auch Fachpersonen halten manchmal an den genannten Annahmen fest. Im Folgenden sollen die häufigsten Irrtümer besprochen und gerade gerückt werden.

Aphasie ist **keine isolierte Sprechstörung**, die nur das Sprechen allein betrifft. Aphasie betrifft neben dem Sprechen leider auch das Verstehen, das Schreiben und das Lesen. Vor allem das Sprachverständnis wird durch Fachleute und Angehörige oft als unbeeinträchtigt betrachtet oder als nur gering gestört wahrgenommen. Das liegt daran, dass die gesprochene Sprache der aphasischen Personen eben viel auffälliger ist. Beeinträchtigtes Verstehen bemerkt man kaum oder gar nicht. Aphasische Personen geben oft auch zustimmendes Feed-back (Rückmeldungen), so als ob sie verstünden. Damit wird zwar die Natürlichkeit der Interaktion gefördert und daran liegt allen Beteiligten. Auch schauen aphasische Personen fern, lesen Zeitungen und Bücher. All das verstärkt natürlich den Eindruck des guten Verstehens gesprochener und geschriebener Sprache.

Wenn aphasische Personen schlecht verstehen, dann meinen viele Personen auch, dass es sich um ein Problem des Hörens, sprich: **Schwerhörigkeit**, handelt. **Das ist aber nicht so**. Die Verstehensprobleme bei Aphasie treten auch bei sehr gutem Gehör auf. Zwar können aphasische Personen natürlich auch Probleme mit dem Hören haben, doch das Verstehensproblem ist davon unabhängig.

> *Wir Aphasiker sind keine Geisteskranken.*
>
> Rolf Looser, Betroffener

> *Wehrt Euch vehement dagegen, wenn Euch die Umwelt als geistig oder seelisch Kranke behandelt und Euch nicht ernst nimmt.*
>
> Rolf Looser, Betroffener

Viele Menschen halten Aphasie für eine **Störung des Denkens**, für eine Intelligenzverminderung oder zweifeln an den Geisteskräften der Betroffenen. Die aphasische Sprache wird als Zeichen von **Verwirrtheit**, geistiger Behinderung oder psychischer Störung betrachtet. **Dies ist nicht richtig!** Eine Aphasie betrifft die Sprachverarbeitung, beraubt die Betroffenen um die Möglichkeit, sich wie vor der Erkrankung auszudrücken oder alles zu verstehen, was zu ihnen gesagt wird, doch Denken, Intelligenz und Geist bleiben intakt. Aphasiker sind ja nicht ohne Grund rechtsfähig, dürfen wählen und können für sich selbst Entscheidungen treffen.

Wenn aphasische Personen beispielsweise in Werkstätten mit geistig Behinderten arbeiten müssen oder in Pflegeeinrichtungen mit Demenzkranken, dann haben aphasische Personen aufgrund ihrer normalen Intelligenz und ihrer erhaltenen geistigen Fähigkeiten enorme Schwierigkeiten, diese völlig unpassende Situation zu verarbeiten.

Dass Aphasie ein **Gedächtnisproblem** darstellt, ist eine weit verbreitete Ansicht. Man meint, dass die aphasischen Personen einfach die Wörter vergessen hätten. In einem gewissen Sinne ist das sogar richtig, weil man für die Sprachverarbeitung Gedächtnisinhalte aus dem Altgedächtnis und das Arbeitsgedächtnis für den Zusammenbau der Wörter zu Sätzen benötigt. Doch Gedächtnisprobleme an sich sind von der Sprachstörung völlig unabhängig. Gedächtnisprobleme können aber als Begleitstörung bei Aphasie durchaus auftreten (> Seite 50).

# Ursachen der Aphasie

Die Ursachen der Aphasie liegen im Gehirn bzw. in der Veränderung der normalen Arbeitsweise des Gehirns. Die häufigsten Ursachen dieser Veränderungen sind Schlaganfälle und Schädel-Hirn-Traumen.

Im Folgenden sollen zuerst einige grundlegende Aspekte über das Gehirn vermittelt werden. Im Anschluss werden dann die medizinischen Grundlagen über Schlaganfälle und weitere Ursachen dargestellt.

## Das menschliche Gehirn

Das menschliche Gehirn ist die **Steuerungszentrale** für unser Verhalten. Das Gehirn ist ein komplexes Gebilde, das aus unterschiedlichen Schichten und Teilen besteht (Abbildung 13). Die oberste Schicht ist der Kortex (Großhirnrinde). Dieser ist in jeder Hirnhälfte des Gehirns zusätzlich in Lappen eingeteilt, deren Grenzen zum Teil durch die Zentralfurche (Rolando-Furche) und die seitliche Hirnfurche (Sylvius-Furche) gebildet werden.

Für das normale Funktionieren des Gehirns ist dessen ausreichende Versorgung mit Sauerstoff und Nährstoffen erforderlich. Diese Versorgung wird über das Blut sicherge-

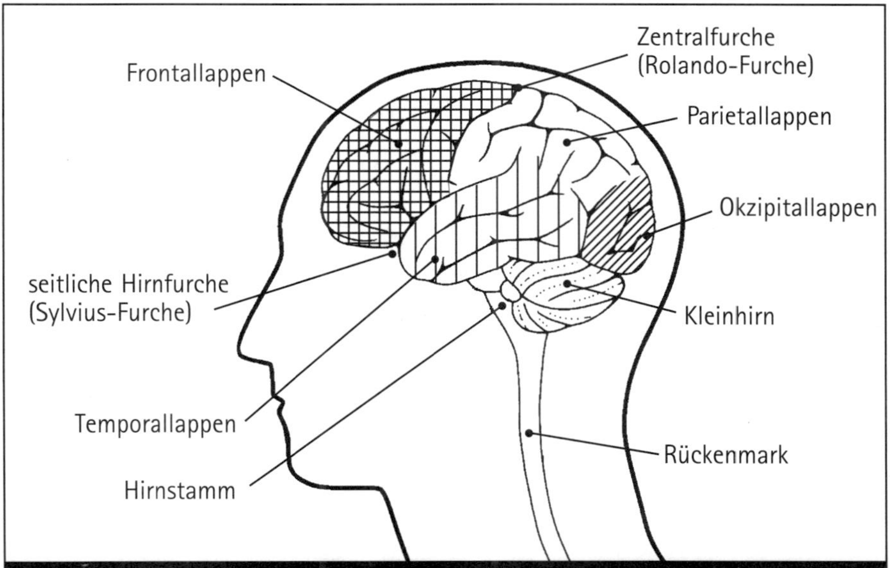


**Abb. 13: Das menschliche Gehirn**

stellt, das über ein kompliziertes Arteriensystem ins Gehirn transportiert wird. Die Versorgung der linken Hirnhälfte ist über die Hirnschlagadern gewährleistet, wobei für unser Thema vor allem die mittlere Hirnschlagader (Arteria cerebri media) relevant ist (siehe Abbildung 14).

Seit langer Zeit nimmt man an, dass **unterschiedliche Teile des Gehirns unterschiedliche Funktionen** haben. Das Kleinhirn ist zuständig für die Kontrolle der Bewegungen, und der Hirnstamm regelt lebenserhaltende Funktionen wie Atmung, Bewusstsein, Puls und Blutdruck. Der Kortex ist wichtig für die höheren kognitiven Leistungen wie Gedächtnis, Rechnen und auch Sprache. Zudem nimmt man an, dass die beiden Hemisphären unterschiedliche Funktionen hätten: Rechts sind eher räumliche und ganzheitliche Fähigkeiten lokalisiert, links befinden sich analytische wie z.B. die Sprache. Diese Ansicht wird bestärkt durch die Tatsache, dass die meisten Aphasien durch Schädigungen der linken Hemisphäre entstehen. Man nennt die linke Hemisphäre auch die dominante Hemisphäre.

In der Fachliteratur wird noch immer häufig auf das so genannte **Sprachzentrum** oder die so genannten **Sprachzentren** verwiesen. Die Idee dahinter ist, dass bestimmte Hirnwindungen speziell für die Sprachverarbeitung zuständig sind. Die Annahme von einem Sprachzentrum oder mehreren Sprachzentren hat sich aber als **zu einfach** erwiesen. Vielmehr muss man von einer aktiven Gesamtleistung des Gehirns ausgehen, die für **komplexe Aufgaben** wie die Sprachverarbeitung mehr als nur kleine, eng umschriebene Bereiche des Gehirns nutzt.

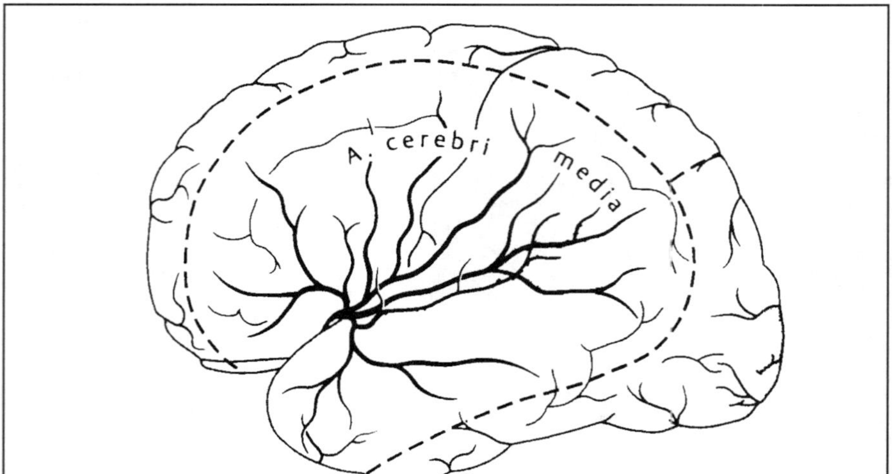


**Abb. 14: Versorgungsgebiet der Arteria cerebri media (mittlere Hirnschlagader)**

## Die Störungen des Gehirns

Der Aphasie liegt eine Erkrankung des Gehirns zugrunde. Diese Schädigung ist typischerweise die Folge eines Schlaganfalls oder eines Schädel-Hirn-Traumas. In weniger häufigen Fällen treten Aphasien in der Folge von Tumoren oder Hirnentzündungen auf.

Ursachen der Aphasie

| | |
|---|---|
| Schlaganfall | 84 % |
| Schädel-Hirn-Trauma | 10 % |
| Tumor | 5 % |
| Hirnentzündung | 1 % |

Quelle: Stiftung Deutsche Schlaganfall Hilfe

### Der Schlaganfall

*Es war Mittag. Ich ziehe meine Jacke aus, und da passierte es. Ich flog auf dem Boden. Oma rief Frau Dr. M. an. Schnell, schnell. Frau Dr. M. stellte fest: „Schlaganfall“. Oh Gott!*

Birgit Darr, Betroffene, Gotha

Die häufigste Ursache der Aphasie ist ein **Schlaganfall** (Apoplex, Insult). Schlaganfälle können jeden Menschen treffen, unabhängig vom Alter. Dennoch treten Schlaganfälle häufiger bei älteren als bei jüngeren Personen auf.

**Schlaganfall** ist ein Sammelbegriff für unterschiedliche Ereignisse, die im Wesentlichen immer plötzlich auftretende **Hirndurchblutungsstörungen** sind, wodurch die Versorgung des Gehirns (oder Teilen des Gehirns) mit Sauerstoff und Blutzucker unterbrochen oder beeinträchtigt wird. Wenn diese Unterbrechung mehrere Stunden andauert, dann sterben Hirnzellen ab und ein Insult entsteht.

Die wichtigsten Ursachen sind Thrombosen und Embolien, weniger häufig sind Hirnblutungen. Abbildung 15 zeigt diese Ursachen in schematischer Darstellung.

Bei einer **Thrombose** wird das Blutgefäß (die Arterie) durch Gefäßablagerungen verengt, sodass es zu einer Mangeldurchblutung kommt. Bei einer **Embolie** kommt es zu einem Gefäßverschluss durch ein Blutgerinnsel, der sich im Herzen oder in großen Blutgefäßen (z.B. Halsschlagader) gebildet hat. Teile des Blutgerinnsels können sich lösen und verschließen dann ein Blutgefäß im Gehirn. Seltener sind **Hirnblutungen** die Ursache von Schlaganfällen. Aufgrund von Bluthochdruck, der die Gefäßwände schwächt, oder auch durch Gefäßmissbildungen zerreißt ein Blutgefäß im Gehirn. Das Blut fließt in das gesunde Hirngewebe und zerstört dort Hirnzellen.

Die Läsion (Schädigung), die zu einer Aphasie führt, betrifft typischerweise die **linke Hemisphäre**. Innerhalb der linken Hemisphäre ist es vor allem das Versorgungsgebiet der

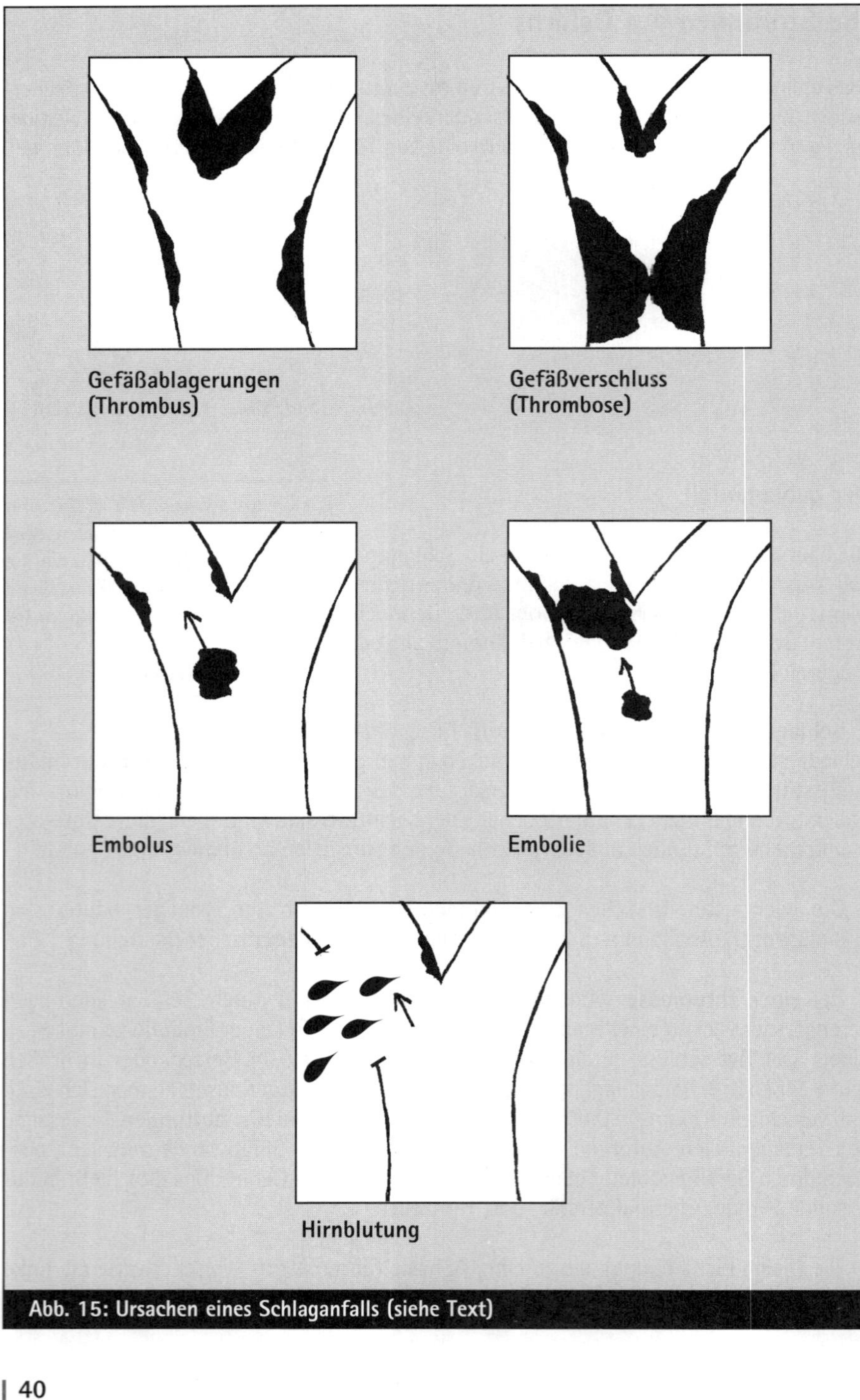


Abb. 15: Ursachen eines Schlaganfalls (siehe Text)

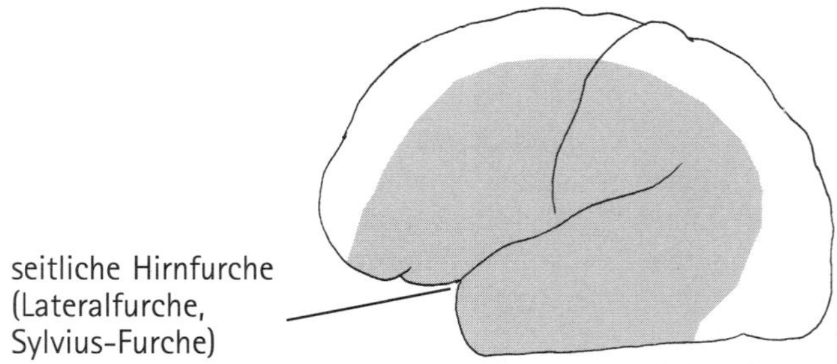


Abb. 16: Für Sprachverarbeitung relevante Gebiete der linken Hirnhälfte

mittleren Hirnschlagader in dem Gebiet um die Sylvius-Furche herum, das für die Sprachverarbeitung relevant zu sein scheint (Abbildung 16).

> *Es machte ‚bang' in meinem Gehirn, und ich war erledigt.*
>
> Wolfgang Heinrich, Betroffener, Berlin

Aber auch anders lokalisierte Schädigungen, beispielsweise in der rechten Hirnhälfte, können in Einzelfällen eine Aphasie hervorrufen. Auch durch diese Fälle wird die Idee, dass es spezielle, an ganz bestimmten Stellen fixierte Sprachzentren gibt, in Zweifel gezogen.

## Das Schädel-Hirn-Trauma

**Schädel-Hirn-Traumen** entstehen durch Gewalteinwirkung auf den Kopf bzw. das in ihm liegende Gehirn. Typische Ursachen sind Verkehrsunfälle, Schussverletzungen, Sportunfälle. Schädigungen des Gehirns entstehen durch **Hirnblutungen** oder zeitlich verzögert durch **Hirnschwellungen**. Hirnschwellungen entstehen durch eine vermehrte Wasseraufnahme von geschädigten Hirnzellen, wodurch der Druck im Gehirn stark zunimmt. In der Folge reicht der Blutdruck nicht mehr aus, um ausreichend Blut ins Gehirn zu transportieren.

Schädel-Hirn-Traumen sind bei Jugendlichen und jungen Erwachsenen im Vergleich zu den Schlaganfällen die häufigeren Ursachen einer Aphasie.

## Weitere Ursachen

Weniger häufig sind Aphasien die Folge von **Tumoren** und **entzündlichen Prozessen** im Gehirn (z.B. Gehirnhautentzündung). In neuerer Zeit wird auch diskutiert, ob Abbauprozesse des Gehirns (z.B. bei Demenz) auch zu aphasischen Symptomen führen können. Die meisten gehen aber davon aus, dass Aphasien normalerweise gleich bleiben oder sich zurückbilden. Bei Demenz-Erkrankungen, die ja progressiv (fortschreitend) sind, verschlechtert sich auch die Leistung kontinuierlich.

# Verlauf und Prognose der Aphasie

Aphasien haben einen typischen Verlauf. Nach einer turbulenten ersten Phase (akute Aphasie) kommt es, falls keine vollständige Rückbildung erfolgt, zur Ausformung einer chronischen Aphasie mit einem stabilen Leistungsmuster (Individualsyndrom). Innerhalb der ersten Monate erfolgt die Rückbildung automatisch (Spontanremission) und mit großen Fortschritten. Danach kann es noch eine weitere Reduzierung der Symptome geben. Die weitere Prognose des Verlaufs hängt von vielen Faktoren ab und ist individuell ausgeprägt.

## Verlauf der Aphasie

Der Verlauf einer neurologischen Erkrankung ist abhängig vom Entstehungsgrund. Schlaganfälle und Schädel-Hirn-Traumen haben normalerweise einen abrupten Beginn, danach eine Phase der Rückbildung und – bei verbleibenden Symptomen – in der Folge eine Chronifizierung der Symptome.

Unmittelbar nach dem Ereignis, in der **Akutphase**, ist der Zustand der Betroffenen oft durch eine Beeinträchtigung auch der Basisfunktionen gekennzeichnet. Die aphasischen Symptome selbst sind wechselhaft und zeigen kein stabiles, ausgeprägtes Muster. Nach ca. vier bis sechs Wochen beginnt die **postakute Phase**. In dieser Zeit bildet sich ein relativ stabiles Muster an sprachlichen Symptomen heraus. Die **chronische Phase** schließt an die akute und postakute Phase an, und die Wahrscheinlichkeit, dass die Symptome dauerhaft bleiben, steigt an. (Die zeitlichen Grenzen werden von Fachleuten unterschiedlich gezogen, für manche beginnt die chronische Phase bereits mit 6 Wochen, andere lassen die postakute Phase 12 Monate dauern.)

Die sprachliche Symptomatik in der Akutphase ist – wie erwähnt – recht wechselhaft. Nach vier bis sechs Wochen stabilisieren sich die sprachlichen Symptome der Aphasie und formen sich zu einem **Individualsyndrom**. Jede aphasische Person hat dann ihre Stärken

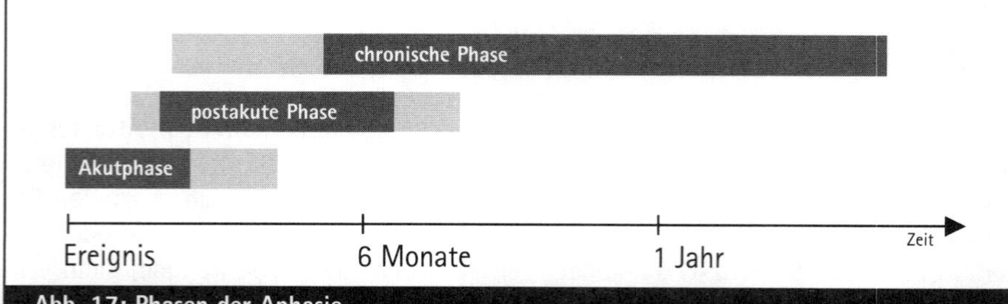


**Abb. 17: Phasen der Aphasie**

und Schwächen, was die Ausprägung an Defiziten und Erhaltung bestimmter Leistungen betrifft. Das erste halbe Jahr nach dem auslösenden Ereignis ist typischerweise durch eine starke Besserung der Symptomatik gekennzeichnet, wobei besonders die ersten drei Monate einen starken Anstieg an Leistung verzeichnen. Das Gehirn erholt sich in dieser Zeit quasi vom Schockzustand der Verletzung. Besonders starke Fortschritte sind in den ersten drei Monaten zu verzeichnen. Man nennt diese selbstständige Rückbildung auch **Spontanremission.** Ein Teil der Betroffenen kann in dieser Zeit wieder normale sprachliche Fähigkeiten zurückgewinnen, d.h. die Aphasie bildet sich vollständig zurück. Bei einem großen Teil der Betroffenen jedoch **erhält sich ein Teil der aphasischen Symptomatik, d.h. die Aphasie wird zu einem chronischen (dauerhaften) Zustand**.

In Abbildung 18 ist der Verlauf der Leistungen bei Aphasie schematisch dargestellt. Nach einem steilen Anstieg in der Spontanremission (stärker ausgeprägt in den ersten drei Monaten) kommt es zur Stabilisierung der Leistung in der chronischen Phase. In der chronischen Phase kann durch **qualifizierte Sprachtherapie** die Leistung noch weiter gesteigert werden.

Auch in der Zeit der Spontanremission ist Sprachtherapie natürlich sinnvoll, und die Rückbildung wird durch Sprachtherapie verstärkt. Dieser Sachverhalt ist aber in Abbildung 18 grafisch nicht festgehalten.

In der älteren Aphasieliteratur wird behauptet, dass es in der chronischen Phase typischerweise bestimmte Symptomenmuster gäbe, die so genannten **aphasischen Syndrome**. Diese Syndrome werden auch mit bestimmten Namen bezeichnet, die häufigsten sind Broca-Aphasie, Wernicke-Aphasie, globale Aphasie, amnestische Aphasie. Die Bezeichnungen werden aufgrund bestimmter so genannter **Leitsymptome** vergeben. Broca-Aphasiker sprechen agrammatisch, haben oft Probleme mit der Lautgestalt von Wörtern, aber sie haben ein recht gutes Sprachverstehen. Wernicke Aphasiker sprechen paragrammatisch, haben mit Wortbedeutungen Probleme, neigen oft zu Jargon

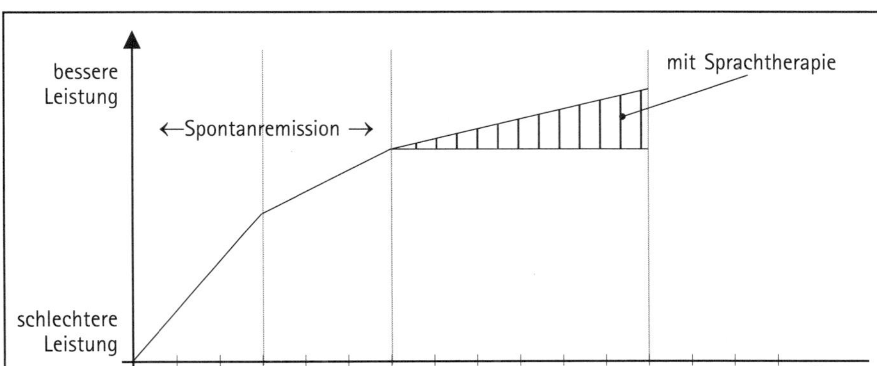


**Abb. 18: Verlauf der sprachlichen Leistungen bei Aphasie**

(unverständliche Äußerungen) und überhöhtem Sprechfluss. Zudem haben Wernicke-Aphasiker große Verstehensprobleme. Die globale Aphasie gilt als die schwerste Form der Aphasie. Typischerweise sind alle Bereiche (Sprechen, Verstehen, Lesen, Schreiben) sehr schwer betroffen, und manche Personen mit globaler Aphasie sind auf wenige Sprachautomatismen reduziert. Personen mit amnestischer Aphasie haben die geringsten sprachlichen Beeinträchtigungen, oftmals sind es vor allem Wortfindungsstörungen, die aber zum Teil sogar kompensiert werden können.

Für die sprachtherapeutische Intervention ist die veraltete Klassifizierung in Syndrome fast bedeutungslos. Zeitgemäßer ist es, von dem **Konzept des Individualsyndroms** auszugehen. Dahinter steht die Idee, dass jede aphasische Person ein bestimmtes, individuelles Muster an Stärken und Schwächen in der sprachlichen und kommunikativen Leistung aufweist. In der Therapie wird dann versucht, aufgrund dieses individuellen Leistungsprofils einen Therapieplan zu erstellen.

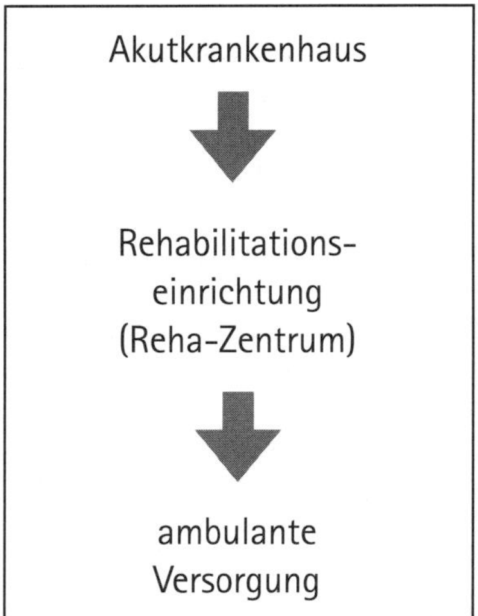


**Abb. 19: Medizinische und therapeutische Versorgung der aphasischen Personen**

Der zeitliche Verlauf der Aphasie hat oft eine Entsprechung in der medizinischen und therapeutischen Versorgung der Betroffenen (siehe Abbildung 19). Unmittelbar nach dem Ereignis werden die Betroffenen in einem **Akutkrankenhaus** versorgt, danach folgen oft mehrwöchige bis mehrmonatige stationäre Aufenthalte in **Rehabilitationseinrichtungen**. Dort wird oft eine erste umfassende Bestandsaufnahme gemacht, und gezielte Rehabilitationsmaßnahmen werden durchgeführt. Danach folgt die Phase der ambulanten Versorgung. Der Betroffene wohnt zu Hause und wird entweder dort (Hausbesuch) oder in den ärztlichen und sprachtherapeutischen Praxen **ambulant versorgt**.

## Prognostische Faktoren bei Aphasie

In der Fachliteratur werden eine Reihe von Faktoren genannt, die angeblich über die zu erwartenden Rückbildungschancen bei Aphasie Aufschluss gehen sollen. Vorneweg muss angemerkt werden, dass Aphasien entweder gleich bleiben oder sich zurückbilden. Eine Verschlechterung der sprachlichen Symptomatik ist nicht zu erwarten. Natürlich kann es aber – bei gleich bleibender Symptomatik – zu einer Verschlechterung der kommunikativen Situation kommen, wenn z.B. der Betroffene in sozialer Isolation lebt.

In der folgenden Liste sind **prognostische Faktoren** aufgelistet. Zu beachten ist dabei allerdings, dass es sich immer nur um **statistische Tendenzen** handelt. Das heißt, wenn z.B. eine Gruppe von aphasischen Frauen mit einer Gruppe von aphasischen Männern verglichen wird, dass – statistisch gesehen – beispielsweise die Frauen eine bessere Rückbildung aufweisen. Da es sich aber dann um Durchschnittgrößen handelt, ergeben sich daraus **keine präzisen Prognosen für den Einzelfall**.

| Bessere Prognose | Schlechtere Prognose |
|---|---|
| kleinere Läsion | größere Läsion |
| Läsion **vor** der Zentralfurche | Läsion **hinter** der Zentralfurche |
| Schädel-Hirn-Trauma | Schlaganfall |
| kurz nach Ereignis | länger nach Ereignis |
| wenige Begleiterscheinungen | viele Begleiterscheinungen |
| Frauen | Männer |
| Linkshänder | Rechtshänder |
| gutes Sprachverstehen | schlechtes Sprachverstehen |
| wenige Sprachautomatismen | viele Sprachautomatismen |
| hohe Motivation | geringe Motivation |
| keine Depression | depressive Erscheinungen |
| Krankheitswahrnehmung | Krankheitsverleugnung |
| Sprachtherapie | keine Sprachtherapie |
| familiäre Mithilfe | keine familiäre Mithilfe |

Ein Teil der Faktoren hängt grundsätzlich mit dem Gehirn und der Läsion zusammen. Diese sind nicht zu beeinflussen. Kleinere, eher vorne gelegene Schädigungen haben eine bessere Prognose als größere Läsionen, die hinter der Zentralfurche liegen.

Unmittelbar nach dem auslösenden Ereignis sind die Rückbildungserwartungen besser als später. Anders gesagt: Je länger jemand bereits aphasische Symptome aufweist, umso wahrscheinlicher wird die Aphasie zu einem dauerhaften Zustand. Frauen und Linkshänder haben bessere Genesungschancen als Männer und Rechtshänder. Ob Alter, Schulbildung und Intelligenz sich auf die Prognose auswirken, ist umstritten.

Bei den sprachlichen Symptomen sind positive Faktoren: gutes Sprachverstehen und Abwesenheit von Sprachautomatismen. Depressive Erscheinungen und Krankheitsverleugnung sind ungünstig, hohe Motivation hilft.

Für Angehörige sicherlich interessant ist die Tatsache, dass Betroffene **mit** familiärer Mithilfe eine bessere Prognose haben als Betroffene ohne familiäre Mithilfe. Als letzten Faktor gilt es die Sprachtherapie zu nennen. Wenn Betroffene Sprachtherapie erhalten, ist das günstig für den Verlauf.

# Begleiterscheinungen

Aphasische Personen weisen häufig auch noch unterschiedliche Begleiterscheinungen als Folge des Schlaganfalls oder der verursachenden Krankheit auf. Diese Begleiterscheinungen, beispielsweise Lähmungen oder Sehstörungen, können sich erschwerend auf die Aphasie auswirken.

Die möglichen **Begleiterscheinungen** sind in der nächsten Tabelle zusammengestellt und werden im Folgenden kurz erläutert. Auch hier gilt: Jede Person kann andere Begleiterscheinungen aufweisen, und die Symptome können in ihrem Schweregrad und in ihrer Kombination variieren.

**Mögliche Begleiterscheinungen bei Aphasie**

- Dysarthrie
- Lähmungen (Paresen/Plegien)
- Schluckstörungen (Dysphagie)
- Rechenstörungen
- Aufmerksamkeitsstörungen
- Sehstörungen
- Gesichtsfeldeinschränkungen
- Neglect
- Konzentrationsmängel
- Verlangsamung
- Ermüdbarkeit
- Orientierungsschwierigkeiten
- Gedächtnisprobleme
- Apraxie, Sprechapraxie
- Krankheitsverleugnung
- Persönlichkeitsveränderungen
- Reizbarkeit, Gefühlsschwankungen

**Dysarthrie**

Eine häufige Begleiterscheinung bei Aphasien ist die **Dysarthrie**, die man auch **Dysarthrophonie** nennt. Im Unterschied zur Aphasie lässt die Dysarthrie das Lesen, Schreiben und Verstehen von Sprache an sich intakt. Es handelt sich um ein reines Problem des Sprechens. Die sprechmotorischen Störungen treten auf, wenn im Gehirn Areale betroffen sind, welche die Sprechmuskulatur und Artikulationsorgane (Zunge, Gaumensegel, Kehlkopf, etc.) steuern. Betroffen sind dann die Artikulation an sich, die Stimmgebung und die Sprechatmung. Typischerweise kommt es zu den folgenden Problemen: **verwaschene und undeutliche Aussprache, eine heisere und raue Stimme, eine zu hohe oder**

**zu tiefe Stimme, ungewöhnliche Atempausen** (z.B. „mi-(Atmung)-tten i-(Atmung)-m Sa-(Atmung)-tz"), **ungewöhnliche Betonungen und Intonationsmuster**. Die zwei Grundprobleme für eine dysarthrische Person sind daher erstens, dass sie nur **schlecht verstanden** wird, und zweitens, dass ihre **Sprechweise sehr unnatürlich** klingt. Bei sehr schweren Störungen muss für Betroffene und Angehörige eine alternative Kommunikationsmethode erwogen werden (z.B. über Schriftsprache). Eine Dysarthrie ist bei einer vorhandenen Aphasie natürlich ein komplizierender Faktor, weil die beeinträchtigte Ausdrucksfähigkeit noch zusätzlich an Verständlichkeit leidet. Aber auch die Dysarthrie ist durch qualifizierte Sprachtherapie beeinflussbar.

**Lähmungen**

Das Gehirn steuert die Körperfunktionen in gekreuzter Weise. D.h., die linke Hemisphäre steuert die rechte Körperhälfte und umgekehrt. Auch Informationen von außen werden über die Sinne gekreuzt verarbeitet (siehe Abbildung 20). So ist es oft zu beobachten, dass bei einem Schlaganfall, der die linke Hemisphäre betrifft, die rechte Körperhälfte Lähmungen unterschiedlichen Schweregrads aufweist. **Parese** nennt man eine leichter, **Plegie** eine stärker ausgeprägte Lähmung. Von Hemiparese oder Hemiplegie spricht man dann, wenn nur eine Seite betroffen ist. Tatsächlich leiden viele aphasische Personen unter Hemiparesen und Hemiplegien. Beine, Arme, aber auch eine Gesichtshälfte können betroffen sein. Entsprechend sind dann die Einschränkungen für die betroffene Person. Die durch eine Lähmung verursachten Sensibilitäts- und Bewegungsstörungen können auch den Kopfbereich, beispielsweise eine Gesichtshälfte oder den Kehlkopf betreffen. Sind die Sensibilitätsstörungen im Artikulationsbereich, dann ist dies ein Zeichen von Dysarthrie, und sie behindern natürlich eine bewusste Kontrolle der Artikulationsorgane durch den Sprecher.

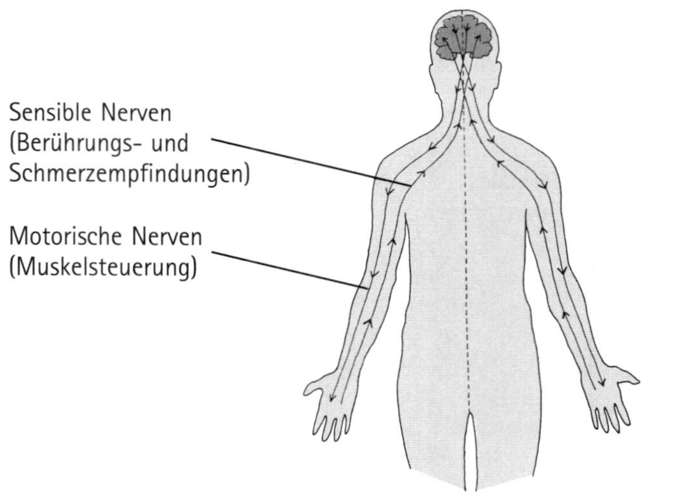


Abb. 20: Gekreuzte Nervenbahnen im Menschen

**Schluckstörung (Dysphagie)**
Vor allem in der Frühphase kann es auch zu Schluckstörungen (Dysphagien) kommen. Die Flüssigkeits- und Nahrungsaufnahme ist erschwert, und die Gefahr des Verschluckens ist groß. Dysphagien erfordern therapeutische Intervention.

**Rechenstörungen**
Häufig ist bei aphasischen Personen auch zu beobachten, dass sie Schwierigkeiten im Umgang mit Zahlen und beim Rechnen haben. Diese Probleme sind für den Alltag oder die berufliche Wiedereingliederung oft sehr störend, weil beispielsweise der Umgang mit Geld erschwert wird. Manche aphasischen Personen entwickeln Strategien, mit diesem Problem umzugehen. Beispielsweise wird beim Einkaufen darauf geachtet, nicht zu viel auf einmal in den Korb zu nehmen, und an der Kasse wird dann mit einem 50-Euro-Schein gezahlt. Sind die Rechenstörungen sehr stark ausgeprägt, spricht man von einer **Akalkulie** oder **Dyskalkulie**.

**Aufmerksamkeitsstörungen**
Aufmerksamkeit ist eine komplexe Erscheinung. Zum einen betrifft es die Fähigkeit, einen längeren Zeitraum über aufmerksam zu bleiben (hat mit Ermüdung und Konzentration zu tun), zum anderen ist es die Fähigkeit, sich bestimmten Ereignissen gezielt zuzuwenden oder bestimmte Tätigkeiten gleichzeitig zu machen. Für viele neurologische Patienten ist es ein Problem, bei Ereignissen, welche mehrere Sinnesmodalitäten beschäftigen, die notwendige Aufmerksamkeit aufrecht zu erhalten. Es wird z.B. schwierig, im Straßenverkehr den Überblick zu behalten oder bei einer Familienfeier, wo alle durcheinander reden, einem Gespräch zu folgen. Auch in der Therapie kann es bei komplexen oder zu lang dauernden Aufgabenstellungen zu Problemen kommen.

**Sehstörungen / Gesichtsfeldeinschränkungen**
Manchmal kommt es infolge der Hirnschädigung zu Sehstörungen, wenn die Sehbahn oder Gebiete der Hirnrinde, die für das Sehen wichtig sind, geschädigt werden. So eine

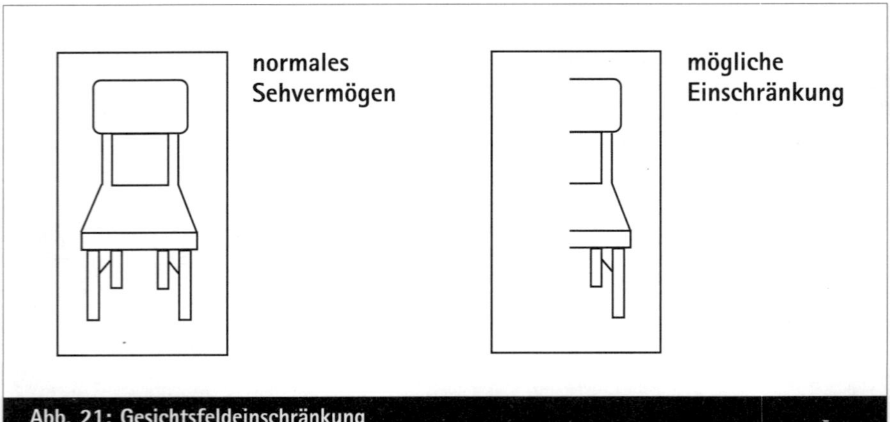


**Abb. 21: Gesichtsfeldeinschränkung**

Sehstörung kann sich beispielsweise dadurch bemerkbar machen, dass das Sehfeld für die betroffene Person stark eingeschränkt ist. In Abbildung 21 ist die Folge einer **Halbseitenblindheit** dargestellt. Das Fachwort für Gesichtsfeldeinschränkung ist Hemianopsie. Bei einer rechtsseitigen Hemianopsie wird das nicht wahrgenommen, was in der rechten Seite des Gesichtsfeldes passiert. In der Folge haben die Betroffenen Probleme, Hindernisse oder Objekte auf der betroffenen Seite richtig zu sehen. Dadurch steigt das Unfallrisiko stark an, und beim Lesen werden Teile der Wörter, Sätze und Texte nicht wahrgenommen. Somit kann es in einem solchen Falle zu einer Verstärkung der Lese- und Schreibschwierigkeiten kommen, die eine Person mit Aphasie ohnedies hat.

**Neglect**

Eine besondere Form der Aufmerksamkeits- bzw. Wahrnehmungsstörung ist der Neglect, der in Ausnahmefällen auch bei aphasischen Personen auftritt. Neglect bedeutet, dass eine Körperseite bzw. Raumhälfte vernachlässigt und nicht wahrgenommen wird. Es ist immer die Seite, die der Schädigungsseite gegenüberliegt. Patienten mit Neglect ignorieren alle Signale, die mit der betroffenen Seite zusammenhängen. Wenn dadurch beispielsweise Kollisionen entstehen, werden auch die Verletzungen auf der vernachlässigten Seite nicht wahrgenommen. Beim Essen wird nur eine Seite des Tellers geleert, auch dann, wenn die Betroffenen noch Hunger haben.

**Konzentrationsmängel**

Aphasische Personen berichten oft darüber, dass sie sich nicht mehr so lange konzentrieren können. Wenn dies zutrifft, ist es natürlich wichtig, beispielsweise in der Sprachtherapie kürzere Sitzungen abzuhalten bzw. ausreichend Erholungsphasen einzuplanen. Aber auch Alltagsaufgaben und Hobbys (z.B. Sortieren der Briefmarkensammlung) sind dadurch beeinträchtigt. Man sollte als Angehöriger also Verständnis dafür haben, wenn auch einfache Aufgaben nicht mit der gewünschten Ausdauer und Schnelligkeit ausgeführt werden können.

**Verlangsamung**

Wenn man hirngeschädigte Personen befragt, was ihnen am meisten zu schaffen macht, ist die Verlangsamung ein oft genanntes Problem. Man ist nicht mehr so schnell wie vor der Erkrankung, man braucht für alles mehr Zeit. Dies gilt natürlich auch für die Sprachverarbeitung. Haben aphasische Personen mehr Zeit für die Planung und Durchführung, steigen die sprachlichen Erfolge an. Für Angehörige ergibt sich daraus, dass sie geduldig sind und auch längere Pausen oder Suchphasen der aphasischen Personen tolerieren und nicht gleich das Wort ergreifen.

**Ermüdbarkeit**

Viele neurologische Patientinnen und Patienten klagen über eine rasche Ermüdbarkeit, die natürlich in der Therapie und im Alltag Grenzen setzt. Für Fachpersonal und Angehörige ist es daher wichtig, bei der Planung von gemeinsamen Aktivitäten auf die rasche Ermüdbarkeit der aphasischen Personen Rücksicht zu nehmen und den Betroffenen entsprechende Erholungsphasen einzuräumen.

**Orientierungsprobleme**
Manche Betroffene haben Schwierigkeiten, sich räumlich zu orientieren. Sie finden sich z.B. im Krankenhaus nicht mehr zurecht und können ihr Krankenzimmer nicht mehr finden. Dies erfordert, dass man die Betroffenen zu bestimmten Orten bringen und dort wieder abholen muss.

**Gedächtnisprobleme**
Gedächtnisstörungen sind vor allem bei sehr schweren Aphasien und in der Akutphase zu beobachten. Patienten wissen nicht mehr, wo sie sind, wissen nicht mehr, was passiert ist, oder sie nehmen keine neuen Informationen auf. Bei chronischen Aphasien können Gedächtnisstörungen in unterschiedlicher Weise auftreten. Beispielsweise fällt es Betroffenen schwer, neue Informationen abzuspeichern und zu behalten, obwohl andere, ältere Gedächtnisinhalte leicht verfügbar sind. Auch das Lernen von Sprache ist nicht in der üblichen Weise möglich.

**Apraxie / Sprechapraxie**
Die Schwierigkeit, Bewegungen und Handlungen bewusst zu planen und dann korrekt auszuführen, nennt man Apraxie. Apraxien sind für den Alltag oft sehr hinderlich, weil die Betroffenen nicht in der Lage sind, bestimmte Aufgaben in der richtigen Reihenfolge auszuführen, beispielsweise kann Kaffeekochen zu einer unüberwindlichen Hürde werden, selbst wenn Kaffee, Kaffeemaschine und Wasser vorhanden sind. Die Handlung kann nicht richtig begonnen werden, sie wird abgebrochen, oder die Reihenfolge der Einzelschritte kommt durcheinander. Auch werden Gegenstände unpassend verwendet (z.B. Zahnpasta im Haar). Wenn apraktische Störungen primär die Artikulation betreffen, dann spricht man von einer Sprechapraxie. Betroffene haben dann Probleme, die für die Artikulation notwendigen Bewegungen und Bewegungsabfolgen bewusst richtig auszuwählen. Laute werden verwechselt (z.B. p für t oder k), und häufig zeigt sich Suchverhalten nach der richtigen Artikulation.

**Persönlichkeitsveränderungen**
Im Allgemeinen geht man davon aus, dass aphasische Personen ihr Wesen und ihre Persönlichkeit auch nach der Erkrankung beibehalten. Allerdings kann es bei bestimmten Arten der Hirnschädigung der Fall sein, dass sich auch die Persönlichkeit der Betroffenen verändert oder bestimmte Charakterzüge sich extrem ausformen. Dies ist für die Angehörigen oft sehr erschreckend, weil sie in dem Betroffenen die Person nicht mehr erkennen können, die sie kannten. Das Problem zeigt sich beispielsweise in Problemen mit sozialer Nähe und Distanz, oder die Betroffenen sind enthemmt oder aggressiv.

> *Meine Kinder und meine Frau haben alles getan, nur ich war ein unmöglicher Mensch.*
>
> Gunter Lacroix, Betroffener

**Reizbarkeit, Gefühlsschwankungen**
Immer wieder unterliegen aphasische Personen, vor allem in der Frühphase der Erkrankung, starker Reizbarkeit und auffälligen Gefühls- und Stimmungsschwankungen. Die Betroffenen fluchen und schimpfen heftig, brechen plötzlich in Tränen aus oder lachen übermäßig. All dies passiert, ohne dass die Betroffenen es bewusst

wollen. Sie können dies nicht kontrollieren. Für Angehörige, Bezugspersonen und Freunde ist dieses Verhalten verwirrend, und sie wissen oft nicht, wie sie reagieren sollen. Bei pathologischem Weinen beispielsweise ist die übliche Reaktion (Trösten, Bemitleiden, etc.) eher nicht die richtige. Besser ist es, den Patienten auf ein anderes Thema zu bringen oder in irgendeiner Weise abzulenken.

**Krankheitsverleugnung, fehlende Krankheitseinsicht**
Bei manchen hirngeschädigten Personen fehlt die Einsicht in die eigene Krankheit bzw. in deren Folgen völlig. Dann verleugnet der Betroffene, dass er überhaupt ein Problem hat und weigert sich beispielsweise, notwendige Untersuchungen oder Behandlungen durchführen zu lassen. Oder der Betroffene versucht, Dinge zu tun, die eigentlich unmöglich sind, beispielsweise aufzustehen und selbstständig zu gehen, obwohl er auf einen Rollstuhl angewiesen ist.

**Depressive Erscheinungen**
Wie bereits an anderer Stelle beschrieben, zeigen viele Betroffene depressive Verstimmungen und Depression. Wenn die Depression hirnorganisch verursacht ist, ist ärztliche Behandlung erforderlich. Bei länger andauernden reaktiven depressiven Erscheinungen ist ärztliche oder psychologische Hilfe sinnvoll.

Die genannten Begleiterscheinungen können, müssen aber keineswegs zusammen mit einer Aphasie auftreten.

# Krankheitsverarbeitung

Die Verarbeitung einer Krankheit ist für Betroffene und Angehörige ein komplizierter Vorgang. Man muss neue Gegebenheiten akzeptieren und zum Teil sein Leben neu organisieren. Der Prozess der Krankheitsverarbeitung ist für viele schmerzlich und mühsam.

Ein Ereignis wie ein Schlaganfall oder ein Verkehrsunfall kommt immer unerwartet. **Von einer Stunde auf die nächste hat sich alles verändert**. Man steht als Angehöriger plötzlich vor Entscheidungen, auf die man nicht vorbereitet ist. Bei chronischen Erkrankungen ist es dann oft nötig, dass man sein ganzes Leben neu gestalten muss, weil sich alte, lieb gewonnene Routinen und Verhaltensweisen als nicht mehr brauchbar herausstellen. Eine Aphasie kann so zum tiefen Einschnitt in der Biografie der Betroffenen und der Angehörigen führen.

> *Mein Leben ist von oben nach unten gedreht.*
>
> Herwig Sander, Betroffener

Als Betroffener ist man vor allem in der Anfangsphase aber auch später besonders auf die Angehörigen angewiesen. Das beginnt bei Kleinigkeiten, wie dem Nachschub an Pyjamas im Krankenhaus, und endet bei großen Entscheidungen wie dem Umbau eines Hauses, wenn man beispielsweise auf einen Rollstuhl angewiesen ist, der Bau des Hauses aber eine Benützung eines Rollstuhls nicht erlaubt. Generell erleben aphasische Personen besonders die erste Zeit, aber auch den weiteren Verlauf als **Verlust an Selbstständigkeit**. Die Abhängigkeit von anderen steigt stark an, unabhängig davon, ob es sich um medizinisches Fachpersonal oder um Angehörige handelt. Wenn sich zudem die finanzielle Situation der Betroffenen stark verändert, wenn man z.B. aus seinem Berufsleben herausgerissen wird und plötzlich als Rentner mit einer Erwerbsunfähigkeits-Rente auskommen muss, dann ist klar, dass sich die Aphasie auch stark auf die **Lebensqualität** der gesamten Familie auswirkt und dass sich ein starker Handlungsbedarf ergibt.

> *Ich habe damals nie im Traum vor dem Schlaganfall an irgendwelche Krankheiten gedacht. Man hat es nicht nötig.*
>
> Helmut Glogau, Betroffener, Leipzig

Die Anpassung an die neuen Lebensumstände muss in den Köpfen der Betroffenen und Angehörigen passieren. Optimal ist es, wenn man eine genaue Analyse der Situation macht, um dann darauf aufbauend eine möglichst optimale Lösung für das weitere Leben zu finden. Das alles schreibt sich leicht, ist es aber keineswegs. Es ist kein Geheimnis, dass viele Menschen dazu neigen, sich mögliche Katastrophenfälle für das eigene Leben <u>nicht</u> vorzustellen. Man denkt lieber an positive Möglichkeiten, welche die Zukunft birgt. Das hat zur Folge, dass man keine Vorkehrungen trifft, und wenn die Katastrophe eintritt, sind die Handlungsmöglichkeiten zumeist unklar.

Zwar sind die Menschen in ihren Reaktionen tatsächlich sehr unterschiedlich, doch scheinen sich im **Prozess der Krankheitsverarbeitung** bestimmte Phasen bei vielen Menschen in ähnlicher Weise zu zeigen. Ich denke, wenn man ein Verständnis für den komplexen Prozess der Krankheitsverarbeitung bekommt, dann ist es vielleicht leichter, sich selbst und die Betroffenen besser zu verstehen, Toleranz zu entwickeln und neuen Mut zu schöpfen. Eine wichtige erste Botschaft ist sicherlich, dass sowohl die Kranken wie auch die Angehörigen ähnliche Verhaltensweisen zeigen. Man spricht in diesem Zusammenhang nicht ohne Grund von Betroffenen und **Mitbetroffenen**.

## Phasen der Krankheitsverarbeitung

Im Folgenden werden die vier Phasen der Krankheitsverarbeitung zusammenfassend beschrieben (siehe auch Abbildung 22).

Kurz nach dem Ereignis (Schlaganfall, Unfall, etc.) steht die **kurzfristige Bewältigung des Problems** im Vordergrund. Aktionismus dominiert. Der Patient wird möglichst schnell ins Krankenhaus geschafft und dort versorgt. Man kümmert sich kurzfristig um die notwendigen Dinge. Innerlich geht man dabei oft davon aus, dass es sich um ein zeitlich begrenztes Ereignis handelt. Man erwartet, dass sich irgendwann wieder ein **Gesundheitszustand wie vor dem Ereignis** einstellt. Man denkt kaum an die möglichen langfristigen Folgen des Ereignisses. Dies ist natürlich verständlich, weil man erstens ja noch gar nicht weiß, welche langfristigen Folgen zu erwarten sind, und zweitens weiß man ja gar nicht Bescheid, welche Folgen beispielsweise ein Schlaganfall hat.

> *Er glaubt fest an eine weitere gute Rehabilitation. Ich selbst befinde mich zurzeit in einer tiefen Depression. In den ersten Monaten bewältigte ich den Schock recht gut. Es war unendlich viel zu tun.*
>
> Martina Jentsch, Angehörige

Manche Betroffene (und auch Angehörige) machen die Einschätzung „Es wird wieder alles wie früher!" allerdings zu einem Dauerzustand. Dies ist nicht günstig, weil dadurch angemessene, vorausschauende Maßnahmen verhindert werden. Erschwerend kommt generell hinzu, dass Betroffene in der Frühphase oft gar nicht umfassend realisieren, dass sie ein Problem haben oder falsche Einschätzungen machen. Sie deuten beispielsweise ihr Sprachproblem falsch: „Die wollen mich nicht verstehen!"

> *Nach zwei Jahren trennte sich mein Freund von mir, was ich eigentlich die ganze Zeit erwartet hatte, fühlte ich mich doch selber gar nicht mehr liebens- und begehrenswert.*
>
> Ulrike Steinhöfel, Betroffene, Bremen

Wenn Betroffene und Angehörige dann langsam erkennen, dass es sich um ein Problem mit **langfristigen Folgen** (um eine **Behinderung!**) handelt, entstehen starke Gefühle bei allen Beteiligten. Langfristige Lebenspläne, die man über Jahre hegte, brechen in sich zusammen. **Wut und Aggression** sind teilweise die darauf folgenden Reaktionen. In dieser Phase ist es oft schwierig, konstruktive, auf die Zukunft gerichtete Aktivitäten zu starten. Betroffene und Angehörige unterliegen in dieser Zeit starken psychischen Belastungen. Für manche, vor

> *Eine Welt brach damals für mich zusammen. Mit diesem Schicksal wollte ich nicht leben.*
>
> Ulrike Steinhöfel, Betroffene, Bremen

> *Es folgte eine Rehabehandlung in Soltau, wo ich todunglücklich war. Ich hatte Heimweh, litt an Depressionen.*
>
> Ulrike Steinhöfel, Betroffene, Bremen

allem für jüngere Paare, ist Trennung die Lösung in dieser Phase. Ältere Betroffene werden immer wieder in Versorgungseinrichtungen (z.B. Pflegeheime) abgeschoben. Zu beachten ist in diesem Kontext allerdings, dass es in Ausnahmefällen bei aphasischen Personen durch die Hirnschädigung auch zu Wesensveränderungen kommen kann, sodass auch ein friedlicher und freundlicher Mensch sich nach dem Ereignis überwiegend aggressiv und streitsüchtig verhält.

Im Anschluss an Wut und Aggression entstehen oftmals depressive Verstimmungen, **Depressionen** und **Trauer**. Typische Symptome sind Verzweiflung, Mutlosigkeit und Existenzangst. Das Thema Depression ist generell sehr wichtig in unserem Kontext, wie schon mehrfach erwähnt. Es hat sich nämlich in vielen Untersuchungen gezeigt, dass ein hoher Prozentsatz von Betroffenen und Angehörigen in den ersten Jahren nach dem Ereignis depressive Verstimmungen und Depressionen aufweist. Zu beachten ist allerdings, dass es reaktive und organisch bedingte Depressionen gibt. Die erste Form entsteht als psychische Reaktion auf bestimmte Ereignisse und Umstände (beispielsweise bei den Angehörigen), die zweite hat ihre Ursache in der neurologischen Grunderkrankung. Dieser Unterschied ist wichtig, weil die therapeutische Intervention unterschiedlich ist. Bei Angehörigen handelt es sich natürlich um reaktive Erscheinungen.

| Phase | „typische Äußerung" |
|---|---|
| • Aktionismus<br>• Verdrängung der Krankheitsfolgen | „Das wird schon wieder!"<br>„Da müssen wir jetzt durch!" |
| • Aggression<br>• Wut | „Scheiße!"<br>„Das kann doch wohl nicht wahr sein!" |
| • Trauer<br>• Depression | „Mir kann niemand mehr helfen."<br>„Warum soll ich mich jetzt noch bemühen?" |
| • Akzeptanz<br>• Bewältigung | „Ich muss es so nehmen, wie es ist."<br>„Ich mache das Beste draus." |

**Abb. 22: Phasen der Krankheitsverarbeitung**

Das Komplizierte ist, dass **Trauer und Trauerarbeit** durchaus notwendige Erscheinungen sind, wenn man mit einschneidenden Ereignissen konfrontiert ist. Die Grenze zwischen normalen, „gesunden" Phasen an Traurigkeit oder depressiven Verstimmungen und Depression als Krankheit zu ziehen, ist schwierig. Ist die Depression aber über einen längeren Zeitraum stark ausgeprägt, empfiehlt es sich auf jeden Fall, ärztliche oder psychologische Hilfe heranzuziehen. Dieser Weg fällt zwar vielen Angehörigen schwer, weil depressive Erscheinungen als persönliche Schwäche und nicht als Krankheit gedeutet werden, aber es ist durchaus sinnvoll, sich professionelle Hilfe zu holen. Wenn Sie sich das Bein brechen, fertigen Sie ja den Gipsverband auch nicht selbst an!

> ***Ich kämpfe darum, die Zukunft zu bewältigen. Wenn jemand in meiner Lage versuchen würde, die alte Zeit wieder aufleben zu lassen, würde er mit Sicherheit scheitern.***
>
> Günter Brendle, Betroffener, Vach

Die letzte Phase der Krankheitsverarbeitung ist die der **Akzeptanz und Bewältigung**. In dieser Phase werden die neue Situation und die Tatsachen der Krankheit akzeptiert. Beispielsweise wird akzeptiert, dass eine Aphasie, wenn sie bereits länger als ein Jahr vorhanden ist, mit hoher Wahrscheinlichkeit eine chronische, lebenslange Erscheinung bleibt.

Erst wenn man die Krankheit und ihre Folgen akzeptiert, kann man seine Lebensqualität verbessern.

Erst in der Phase der Akzeptanz ist es eigentlich möglich, sich mit den Problemen unaufgeregt und sachlich auseinander zu setzen und die eigenen Lebensgewohnheiten an die Krankheit und die daraus folgenden Einschränkungen anzupassen. Man entwirft **neue, realisierbare Zukunftspläne** und trifft die notwendigen Vorkehrungen zur Umsetzung, um seine Lebensqualität zu verbessern. In dieser Phase ist es sogar möglich, sich neue Wege und Möglichkeiten zu erschließen. Neue Hobbys und Aktivitäten können aufgenommen werden, neue Kontakte und soziale Beziehungen können entstehen, beispielsweise im Rahmen einer Selbsthilfegruppe. So manche aphasische Person berichtet, dass sich durch die Krankheit auch positive Dinge ereignet und neue Chancen eröffnet hätten.

> ***‚Mensch, es geht doch!' Dies ist meine Botschaft, die ich aus meiner Krise mitbringe. Die Botschaft richtet sich an Menschen, die Ähnliches erlebt haben und im Gegensatz zu mir, wie ich immer wieder beobachte, nicht mehr aus ihren Depressionen, ihrer Lähmung und Passivität herausfinden. Ich möchte diesen Menschen sagen: Geht einkaufen, geht unter Leute, sitzt nicht rum und – vor allen Dingen – lasst nicht immer andere etwas für euch machen.***
>
> Ulrike Steinhöfel, Betroffene, Bremen

Es muss noch einmal betont werden, dass der oben dargestellte Verlauf der Krankheitsverarbeitung nicht bei jeder Person in genau dieser Weise abläuft. Benötigte Zeit und Hilfen sind individuell unterschiedlich. Natürlich bieten Ärzte und Psychologen auch für die Krankheitsverarbeitung Unterstützung an.

# Sprachtherapie

Aphasie ist durch qualifizierte Sprachtherapie positiv beeinflussbar.

Diese Erkenntnis ist wissenschaftlich abgesichert. Also muss man dafür sorgen, dass aphasische Personen qualifizierte Sprachtherapie bekommen. Leider ist es noch immer der Fall, dass weniger als die Hälfte der Betroffenen in den Genuss sprachtherapeutischer Leistungen kommt.

## Angebot und Finanzierung

Viele aphasische Personen werden bereits unmittelbar nach dem auslösenden Ereignis sprachtherapeutisch (logopädisch) betreut. In vielen Akutkrankenhäusern und in fast allen neurologischen Reha-Kliniken gehört Logopädie (Sprachtherapie) zum Standard-Angebot. Dort erfolgt die sprachtherapeutische Versorgung quasi automatisch. Sollte dies nicht der Fall sein, dann fragen Sie einfach nach, warum keine Sprachtherapie angeboten würde. Manchmal kann man in Einrichtungen, die selbst keine Sprachtherapeutinnen angestellt haben, auch von außen Fachkräfte heranziehen.

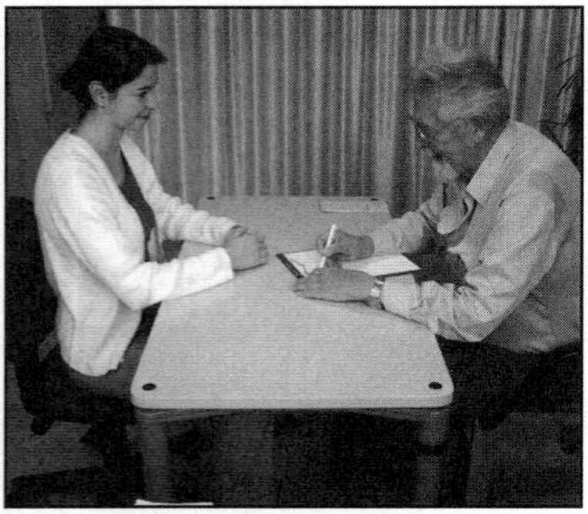

Wenn man bereits wieder zu Hause ist, besteht die Möglichkeit der **ambulanten Sprachtherapie**. Die Kosten dafür werden von den Krankenkassen übernommen. Die Voraussetzung dafür ist eine sog. **Heilmittelverordnung („Rezept")** durch den behandelnden Neurologen oder durch den Hausarzt. Üblicherweise werden zuerst 10 oder 20 Therapiestunden verordnet, danach kann man auch eine so genannte Langzeit-Verordnung bekommen, mit der man über einen längeren Zeitraum auch mehr als 20 Sitzungen verordnet bekommt.

*Immer wieder erleben wir hier in Langförden, wie Menschen sogar noch nach Jahrzehnten noch große Fortschritte machen. Und das, nachdem ihnen schon viele Ärzte attestiert hatten, dass es nicht wieder aufwärts gehen würde.*

Werner Dornieden, Geschäftsführer Aphasiezentrum Vechta-Langförden

Ambulante Versorgung erfolgt entweder über **logopädische Praxen** oder in **Ambulanzen**. Adressen der Praxen findet man in jedem Telefonbuch und in den Gelben Seiten unter den Stichwörtern „Logopädie" und „Sprachtherapie". Auch der logopädische Berufsverband (> Nützliche Adressen) gibt Auskünfte über Praxen in Wohnortnähe. Selbstverständlich wissen auch die verordnenden Ärzte über Behandlungsmöglichkeiten Bescheid. Ambulanzen sind typischerweise an größeren medizinischen Einrichtungen (z.B. Universitätskliniken) zu finden.

## Logopädische Therapie

Qualifizierte Sprachtherapie beginnt mit einer sorgfältigen **sprachtherapeutischen Diagnostik**, denn nur mit einer genauen Kenntnis über die Leistungsfähigkeit der aphasischen Personen kann man zielgerichtet therapieren.

Diese wichtige Phase der Diagnostik ist für die aphasischen Personen oft sehr anstrengend. Zum einen wird so manchem Betroffenen bewusst, wie groß oder wie geartet sein Sprachproblem wirklich ist. Zum anderen werden Tests verwendet, die zum Teil lange dauern (manchmal mehrere Stunden!) und die zum Teil frustrierend sind, weil die Untersucherin keine Rückmeldungen geben darf. Die Betroffenen würden aber oft gerne wissen, ob ihre Leistung gut war oder nicht. Damit aber der Test richtig ausgewertet werden kann, ist es notwendig, dass die Sprachtherapeutinnen mit einem „Pokerface" dasitzen. Außerdem weiß man aus Befragungen, dass die Betroffenen immer gleich mit der Therapie loslegen möchten!

Die **Therapie** selbst findet zumeist in **Einzelsitzungen** statt, die normalerweise 45 Minuten dauern. Bei bestimmten Begleiterscheinungen, beispielsweise rasche Ermüdbarkeit, können die Sitzungen auch kürzer sein. Manchmal ist es dann sogar sinnvoll, wenn man zweimal am Tag ein kürzeres Treffen hat. Dies lässt sich aber eher in einer Klinik als in der ambulanten Versorgung organisieren.

*In der Praxis arbeiten wir an der Aphasie. Wir arbeiten hart. Ich will sprechen aber das Sprechen fällt mir schwer. Ich will einen Gedanken äußern. Die Schriftsprache fällt mir noch schwer.*

Wolfgang Heinrich, Betroffener, Berlin

Wichtig ist, dass die therapeutischen Sitzungen nicht nur vereinzelt über große Zeiträume verteilt, sondern **mindestens 2 bis 3 mal pro Woche** stattfinden. Akzeptieren Sie keine Termine im Zwei-Wochen-Rhythmus, weil beispielsweise die Praxis voll ist. Es gibt auch andere Praxen! Nach einer intensiven Phase der Therapie ist es oft sinnvoll, eine Therapiepause zu legen. Eventuell kann man jetzt vereinzelt Termine wahrnehmen, um dann später wieder eine intensive Therapiephase einzulegen.

Die Sprachtherapie an sich versucht, die sprachlichen und kommunikativen Fertigkeiten der Betroffenen zu verbessern. Dies kann auf dreierlei Weise passieren. Für jedes Vorgehen stehen den Therapeutinnen und Therapeuten unterschiedliche Methoden und viele Materialien zur Verfügung.

Beim **symptomorientierten Vorgehen** versucht man, einzelne sprachliche Symptome der Aphasie „zu beseitigen" oder die Leistung in bestimmten, eng definierten Bereichen

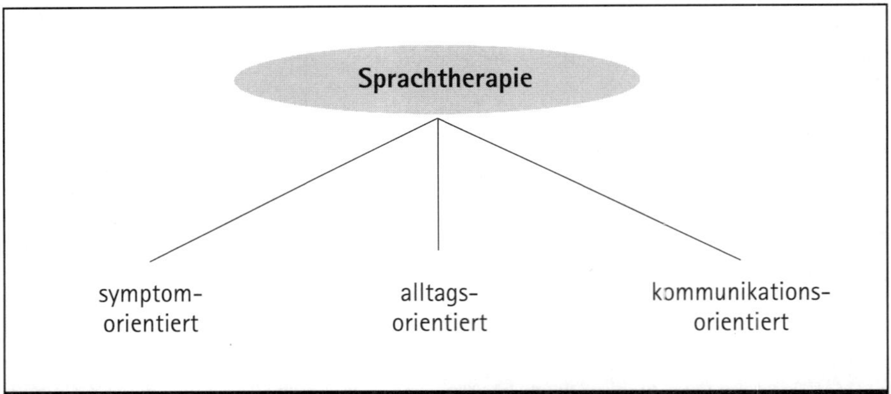


**Abb. 23: Möglichkeiten in der Sprachtherapie**

> *Ich bin weiterhin motiviert, die Sprache zu verbessern.*
>
> Wolfgang Heinrich, Betroffener, Berlin

zu verbessern. Beispielsweise wird der gestörte Satzbau (Agrammatismus) betrachtet, und man versucht, die agrammatischen Formen zu beseitigen. Ein anderes Beispiel wäre, den Wortabruf für ähnlich klingende Wörter (*Tanne, Kanne, Wanne*) zu verbessern. Da aphasische Personen typischerweise mehrere sprachliche Symptome aufweisen, können die Therapieziele immer nur vereinzelte Aspekte beinhalten. Dahinter steht die Idee, den aphasischen Personen den Zugang zu den sprachlichen Regeln und den Wörtern wieder zu eröffnen.

Das zweite Vorgehen orientiert sich an konkreten **Aufgabenstellungen des Alltags**. Beispielsweise werden in der Therapie Postkarten geschrieben. Dieses Vorgehen fußt auf zwei Überlegungen. Einerseits möchte man den Betroffenen vermitteln, dass sie auch trotz der Aphasie noch sprachliche Aufgaben lösen können. Die Stärkung des sprachlichen Selbstvertrauens ist bei aphasischen Personen eine sehr wichtige Sache.

Andererseits hofft man, mit der Durchführung „echter" Aufgaben den Transfer der Leistungen aus der Therapie in den Alltag der Betroffenen zu erleichtern. Dieser Aspekt ist besonders wichtig, weil es leider bekannt ist, dass aphasische Personen oft recht gute Leistungen in der geschützten Atmosphäre der Therapie-Räume erbringen, aber draußen „im echten Leben" sich kaum sprachlich oder kommunikativ beteiligen.

Das dritte Vorgehen betrifft konkrete **Übungen zur Kommunikation**. Hier versucht man, den Betroffenen Hilfsmittel in die Hand zu geben, ihre kommunikativen Leistungen zu verbessern. Eine Möglichkeit ist, mit den Betroffenen Phrasen und Signale einzuüben, mit denen sie beispielsweise signalisieren können, dass sie noch nicht alles verstanden haben und dass sie eine Wiederholung des Gesagten wünschen („Halt, noch einmal!"). Damit sind die Betroffenen besser in der Lage, in den Prozess der Kommunikation einzugreifen und ihre Chancen des Verstehens und Verstandenwerdens zu erhöhen. Unter kommunikativen Überlegungen wird normalerweise der Form einer Äußerung generell weniger Aufmerksamkeit geschenkt. Wichtiger sind die Funktion und der Erfolg einer Äußerung!

> *Zwei Jahre hat es gedauert, bis ich meinen ersten Satz sprechen konnte.*
>
> Gudrun Autenrieth, Betroffene

Man darf aber auch von der **Sprachtherapie keine Wunder** erwarten. Wenn die Aphasie bereits ein Jahr oder länger vorhanden ist, wird eine völlige Wiederherstellung der sprachlichen Leistungen sehr unwahrscheinlich. Zudem muss man akzeptieren, dass Fortschritte in der Therapie zwar erreichbar sind, typischerweise aber nur sehr **kleine Schritte** darstellen. Der Weg der sprachlichen Rehabilitation ist lang; manchmal dauert er viele Jahre.

> *Es ist ein langer, steiniger Weg mit vielen Höhen und Tiefen.*
>
> Gerda Illeman, Betroffene, Apolda

Die Fortschritte in der Sprachtherapie sind manchmal nur klein. Der Wiedergewinn sprachlicher Leistungen ist ein sehr langer Prozess!

Oftmals wird behauptet, dass Sprachtherapie nur in den ersten beiden Jahren der Erkrankung sinnvoll ist. Das ist nicht richtig:

Qualifizierte Aphasietherapie ist auch bei bereits langjähriger Aphasie wirkungsvoll.

## Die Rolle der Angehörigen in der Sprachtherapie

Die Angehörigen sind wichtig für die Sprachtherapie. Denn erstens bieten sie oft die Infrastruktur dafür, dass die Betroffenen überhaupt in die ambulante Therapie kommen können. Zweitens sind die Angehörigen auch wichtige Gesprächspartner für die Sprachtherapeutinnen und Sprachtherapeuten. Drittens können nur sie der betroffenen Person ein „aphasiefreundliches" Zuhause und einen kommunikationsoffenen Alltag bieten.

Angehörige sind wichtige Partner in der Sprachtherapie.

Eine große Unterstützung ist es natürlich, die Betroffenen zur Therapie zu bringen und dort wieder abzuholen, wenn diese nicht ausreichend mobil sind oder allein nicht hingehen wollen. Natürlich sollte man das mit den Betroffenen abklären, ob sie das überhaupt wollen, denn manche möchten eben gerade selbstständig, d.h. allein, zur Sprachtherapie gehen.

Wenn Sie als Angehörige zur Sprachtherapie mitkommen, kann das zwei Vorteile haben. Erstens gibt es Ihnen die Möglichkeit, mit der Therapeutin oder dem Therapeuten in Kontakt zu kommen. Man kann sich über den Ablauf, die Termine und alles Mögliche unterhalten. Außerdem bietet es der Therapeutin die Möglichkeit, etwas von Ihnen über die **Kommunikation im Alltag des Betroffenen** zu erfahren. Da die Tests oft nur die

Liebe Angehörige!

Aphasien führen zu einer Einschränkung im Gebrauch von Sprache. In der Sprachtherapie bemühen wir uns, die sprachlichen Fähigkeiten Ihrer aphasischen Familienmitglieder zu stärken. Wir haben gute Verfahren, die sprachliche Leistung aphasischer Personen zu erfassen, und wir bauen darauf unsere Therapie auf. Allerdings zeigt es sich immer wieder, dass die Einschätzung der Angehörigen eine wertvolle zusätzliche Informationsquelle ist, optimale Sprachtherapie durchzuführen. Daher bitten wir Sie, den nebenstehenden Fragebogen in Ruhe durchzusehen und möglichst umfassend mit Ankreuzen auszufüllen. Wir können dadurch unsere Therapien noch besser auf das Leben im Alltag ausrichten.

Vielen Dank für Ihre Mitarbeit.

Ihre Sprachtherapie

Aphasische Person: ..................................................................

Angehörige(r): ..................................................................

Verhältnis zu aphasischer Person (z.B. Ehefrau):.................................

Datum: ..................................................................

Sprachtherapeut/in: ..................................................................

I: nie II: manchmal III: häufig IV: immer

Name: ______________________________

| | I | II | III | IV |
|---|---|---|---|---|
| sucht sprachliche Kommunikation | o | o | o | o |
| beginnt sprachliche Kommunikation | o | o | o | o |
| beteiligt sich an sprachlicher Kommunikation | o | o | o | o |
| gibt kommunikative Versuche auf | o | o | o | o |
| vermeidet sprachliche Kommunikation | o | o | o | o |
| bevorzugt nonverbale Kommunikation | o | o | o | o |
| überlässt anderen die Initiative | o | o | o | o |
| verhält sich rein reaktiv | o | o | o | o |
| zieht sich auf automatisierte Aspekte zurück (z.B. Grüßen, Phrasen) | o | o | o | o |
| hat regelmäßige kommunikative Anlässe | | | | |
| mit Angehörigen | o | o | o | o |
| außerhalb der Familie (Stammtisch, etc.) | o | o | o | o |
| mit anderen Aphasikern (z.B. Selbsthilfe) | o | o | o | o |
| mit Unbekannten und Fremden | o | o | o | o |
| erreicht kommunikative Ziele im Allgemeinen | o | o | o | o |
| teilt einfache Bedürfnisse/Wünsche erfolgreich mit | o | o | o | o |
| teilt Emotionen erfolgreich mit | o | o | o | o |
| teilt einfache Sachverhalte erfolgreich mit | o | o | o | o |
| teilt komplexe Sachverhalte erfolgreich mit | o | o | o | o |
| kann länger bei einem Thema bleiben | o | o | o | o |
| kann kommunikative Unklarheiten klären | o | o | o | o |
| nimmt Telefonate entgegen | o | o | o | o |
| liest und versteht Zeitung, Bücher | o | o | o | o |
| kann Schriftsprache verarbeiten (z.B. Kataloge, Bankauszüge) | o | o | o | o |
| erledigt einfache schriftliche Aufgaben (z.B. Einkaufslisten, Formulare ausfüllen) | o | o | o | o |
| erledigt komplexe schriftliche Aufgaben (z.B. Geschäftsbriefe, Tagebuch) | o | o | o | o |
| versteht Radio/Fernsehen | o | o | o | o |
| kann mit Geld umgehen | o | o | o | o |
| kann mit Zahlen umgehen | o | o | o | o |

sprachlichen Symptome erfassen, aber nicht immer über das wahre Kommunikationsvermögen der Betroffenen Auskunft geben, ist dies wichtig. Aus diesem Grunde treten die Sprachtherapeuten oft an die Angehörigen heran und befragen diese über kommunikative Leistungen und Gewohnheiten des Betroffenen. Solch ein Gespräch sollte aber nicht „hinter dem Rücken" des Betroffenen stattfinden. Normalerweise fragen daher die Therapeutinnen die Betroffenen, ob sie einverstanden sind, die Angehörigen als Auskunftsperson heranzuziehen.

Um diese Aufgabe zu erleichtern, ist in diesem Ratgeber ein **Fragebogen zur Alltagskommunikation** (Seiten 60/61) abgedruckt, der u.a. bereits erfolgreich am Aphasiezentrum in Vechta-Langförden eingesetzt wird. Am besten ist es, wenn man den Fragebogen zuerst kopiert, dann ausfüllt und schließlich der Sprachtherapeutin zur Verfügung stellt. Diese ist dann besser in der Lage, ihre Therapieziele an den Bedürfnissen der Betroffenen und ihrer Familie auszurichten.

Unabhängig vom Nutzen für die Sprachtherapie ist es für Angehörige sinnvoll, die Themen des Fragebogens einmal zu überlegen. Man erkennt vielleicht die Problembereiche und/oder die Stärken der Betroffenen besser.

Es ist manchmal auch sinnvoll (wenn der Betroffene einverstanden ist), einmal an einer **Therapiesitzung teilzunehmen**, denn man sieht dabei oft Leistungen der Betroffenen, die sie im Alltag eventuell nicht verwenden. Der Grund dafür kann sein, dass es zu Hause keinen Anlass gibt oder die Betroffenen einfach nicht zu Wort kommen können. Außerdem besteht für die Sprachtherapeutin die Möglichkeit, Hilfestellungen vorzuzeigen, die dem Betroffenen beispielsweise bei der Wortfindung helfen.

Die Angehörigen sind auch oft diejenigen, die darüber Bescheid wissen, ob die in der Therapie geübten Dinge auch im Alltag angewandt werden. Der **Übertrag in den Alltag** ist ja die entscheidende Größe für die Bemühungen in der Sprachtherapie. Denn eine gute Leistung im „stillen Kämmerlein" der Sprachtherapie ist zwar auch schön, aber das Ziel ist ja, dass die Betroffenen in ihrem Alltag möglichst viel und effektiv kommunizieren.

Eine Frage, die sich immer wieder stellt, ist das **Üben mit den Betroffenen**. Hier gilt: Gezielte Übungsbehandlung ist die Aufgabe von qualifizierten Fachkräften. Diese geben den Betroffenen oft „Hausaufgaben" mit. Diese sollten natürlich unterstützt werden. Man sollte dem Betroffenen helfen, diese Aufgaben zeitlich und räumlich durchführen zu können. Diese Übungen können durchaus einmal auch Priorität haben. Das unterstützt die Wertigkeit der Sprachtherapie.

Aphasietherapie und gezieltes Üben gehören in die Hände von Fachleuten.

Die Aufgaben **für** den Betroffenen zu lösen, macht keinen Sinn. Zwar sollten die von der Therapeutin ausgewählten Aufgaben im Schweregrad der Aphasie angemessen sein, doch kann es sein, dass der Betroffene an den Aufgaben verzweifelt. In diesem Fall ist eine Unterstützung bei der Lösung durchaus möglich und natürlich sinnvoll.

Nachsprechen und Abschreiben sind keine hilfreichen Aufgaben für Betroffene.

Im Buchhandel gibt es einige **Übungsbücher** für Betroffene. Diese sind natürlich allgemein und unspezifisch für die einzelne Person. Wenn der Betroffene oder der Angehörige den Wunsch nach solch einem Übungsbuch hat, dann sollte man die Sprachtherapeutin oder den Sprachtherapeuten um eine Empfehlung fragen, denn diese wissen am besten, was für die konkrete Person am geeignetsten ist.

Die zentrale Aufgabe für Angehörige: Schaffen Sie eine „aphasiefreundliche" und kommunikationsoffene Umgebung für die Betroffenen.

Wichtig ist es, für die Betroffenen eine „aphasiefreundliche" Umgebung zu schaffen. Damit sind verschiedene Dinge gemeint. Zum einen empfiehlt es sich, die Kommunikationsstrategien, wie sie vorne im Ratgeber beschrieben sind, anzuwenden. Sie erleichtern die Kommunikation mit den Betroffenen.

*Um sich zu entwickeln, muss ein Aphasiker reden, reden!*

Walter Wuttker, Betroffener

Dazu gehört dann auch, dass man **Gesprächsgelegenheiten anbietet** und sich die Zeit dafür nimmt. Im Alltag bieten sich viele Gelegenheiten zum Kommunizieren. Beispielsweise kann der Plan für die Mittagessen am Wochenende so ein Anlass sein. Wenn die aphasische Person die Kommunikation sucht, sollten Sie möglichst positiv darauf reagieren. Sollte der Moment tatsächlich unpassend sein, dann sagen Sie dies, greifen Sie das Gespräch aber auf, sobald es günstiger ist. Und beachten Sie, wie bereits oben erläutert, das Folgende: Nicht korrigieren, schauen Sie auf die Absicht und nicht nur auf die äußere Form der Äußerung!

Informieren Sie Verwandte, Freunde und Bekannte über die Aphasie, über Kommunikationsstrategien und unterstützen Sie Zusammentreffen mit dem Betroffenen.

Viele aphasische Personen werden von Freunden, Bekannten und Angehörigen gemieden. Ein wichtiger Grund dafür ist sicherlich, dass diese verunsichert sind und keine Ahnung haben, was eine Aphasie ist und wie man damit umgeht. Informieren Sie Freunde, Verwandte und Bekannte über Aphasie. **Aufklärungsarbeit** ist eine wichtige Unterstützung. Sie wissen ja: Der Gefahr, die man kennt, kann man ins Auge schauen! Unterstützen Sie Zusammentreffen: Kaffeerunden, Essen, Ausstellungsbesuche. Es gibt viele Möglichkeiten!

# Andere Therapien

Wie oben beschrieben, haben aphasische Personen oftmals noch zusätzliche Begleiterscheinungen. Diese erfordern zum Teil medizinische und therapeutische Maßnahmen. Häufig in Anspruch genommen werden:

Physiotherapie
Ergotherapie
Neuropsychologie
Familientherapie
Medizinische/Psychologische Hilfe bei Depression

Die **Physiotherapie** (Krankengymnastik) beschäftigt sich mit den motorischen Problemen der Betroffenen. Einsatzbereiche sind Lähmungen, Bewegungs- und Gefühlseinschränkungen der Arme und Beine. Ziele sind möglichst große Unabhängigkeit: Selbstständig gehen, aufstehen und sich setzen, ins Bett und aus dem Bett kommen.

In der **Ergotherapie** werden alltägliche und lebensnahe Funktionen trainiert. Gerade die feinen Bewegungen der Arme und Hände werden geübt, beispielsweise beim Zähneputzen, Haare kämmen, An- und Ausziehen, Essen und Trinken. Auch die motorischen Einschränkungen beim Schreiben können ein Thema sein.

Physiotherapie und Ergotherapie werden in den Krankenhäusern und Rehabilitationszentren angeboten. Im ambulanten Bereich funktioniert es wie bei der Sprachtherapie. Man benötigt eine Heilmittelverordnung („Rezept"), die der behandelnde Arzt ausstellt.

Die **Neuropsychologie** beschäftigt sich mit Leistungen wie Gedächtnis, Aufmerksamkeit, Konzentration und Orientierung. Vor allem Schädel-Hirn-Traumen haben oftmals Störungen der genannten Bereiche zur Folge. Neuropsychologische Intervention soll diese Bereiche verbessern helfen.

**Familientherapie** und **Hilfe bei Depressionen** durch Mediziner oder Psychologen sind oft wirksame Möglichkeiten, die enormen familiären und psychischen Probleme in den Griff zu bekommen, welche ein Schlaganfall oder ein Schädel-Hirn-Trauma hervorrufen. Hier hilft sicherlich ein Gespräch mit dem Hausarzt oder dem behandelnden Arzt weiter, wenn Sie z.B. nicht wissen, ob es überhaupt nötig ist, sich externe Hilfe zu holen, oder nicht wissen, wie man an qualifizierte Fachleute kommt.

# Selbsthilfegruppen

Selbsthilfegruppen sind eine notwendige Ergänzung der medizinischen und therapeutischen Versorgung der aphasischen Personen. Sie bieten spezifische Informationen und die Möglichkeit neuer Kontakte. Selbsthilfegruppen sind auch für Lobby-Arbeit in Sachen „Aphasie" wichtig.

In den letzten Jahren hat die **Selbsthilfebewegung** insgesamt erfreulicherweise stark an Boden gewonnen, auch im Bereich Schlaganfall und Aphasie. Die Selbsthilfebewegung ist eine notwendige **Ergänzung der medizinischen Versorgung**. Denn schließlich ist die zugrunde liegende Philosophie in der Rehabilitation immer, die Betroffenen für den Alltag möglichst selbstständig und unabhängig zu machen. Dieser Prozess kann durch die Selbsthilfebewegung enorm gefördert werden.

Die Selbsthilfegruppen, die normalerweise regional organisiert sind, verfügen über **spezifische Informationen**, die nützlich sind: Adressen von Therapeuten, rechtliche Grundlagen, Erfahrung im Umgang mit Behörden. Teilnehmende Betroffene und ihre Angehörigen haben erkannt, dass man sich gegenseitig unterstützen kann, gemeinsam oft bessere Lösungen findet und dass viele Stimmen auch mehr in der Öffentlichkeit, bei den Kostenträgern und auch in der Gesellschaft erreichen können. Denn **Lobby-Arbeit** ist auch für aphasische Personen wichtig, denn nur wenn die Aphasie bei den Entscheidungsträgern in Politik und Medizin bekannt ist, können auch die Bedürfnisse der aphasischen Personen berücksichtigt werden.

Nicht zuletzt bieten die Selbsthilfegruppen auch die Möglichkeiten **neuer sozialer Kontakte**. Man kommt wieder unter Leute, und die schauen auch nicht komisch, wenn man einmal ein Wort nicht findet oder vielleicht gar nichts sagen kann. Vielerlei Aktivitäten finden statt: Omnibusausflüge, Museumsbesuche, Theaterbesuche, Schach, Skat, Malen und vieles andere.

Zwar ist es nicht die Sache eines jeden, in eine solche Gruppe zu gehen, doch sollte man einen Versuch wagen. Wenn es in Ihrer Nähe keine Selbsthilfegruppe gibt, dann gründen Sie vielleicht eine! Aphasiker und Aphasikerinnen gibt es überall. Hilfestellungen gibt der Bundesverband für die Rehabilitation der Aphasiker (> Nützliche Adressen).

**Informationen** über die zurzeit bereits mehr als 200 Selbsthilfegruppen in Deutschland und in der Schweiz bekommt man beim „Bundesverband für die Rehabilitation der Aphasiker" und bei der „Schweizerischen Arbeitsgemeinschaft für Aphasie" (> Nützliche Adressen).

# Nützliche Adressen

**Bundesverband für die Rehabilitation der Aphasiker e.V. (Bundesverband Aphasie)**
**Wenzel-Str. 19 · D-97084 Würzburg · Telefon: (0931) 25 01 30 – 0**
**Telefax: (0931) 25 01 30 – 39 · E-Mail: info@aphasiker.de · Internet: www.aphasiker.de**
Der Bundesverband für die Rehabilitation der Aphasiker (BRA) bietet für Betroffene und Angehörige ein umfangreiches Service-Angebot, darunter eine Rechtsberatung. Durch einen Beitritt unterstützt man den Verband und dessen Ziele, außerdem erhält man regelmäßig die Zeitschrift „Aphasie und Schlaganfall". Auf Anforderung erhält man die Broschüre „Die Aphasie-Bewegung in Deutschland". Diese enthält Adressen von Aphasiezentren, Landesverbänden und Kliniken, in denen Aphasietherapien angeboten werden. Weitere Broschüren und Faltblätter des BRA: Sprachstörung Aphasie, Verzeichnis der Selbsthilfegruppen, Verzeichnis von Kliniken, Autofahren und Aphasie, „Hilfsanbieter-Dschungel" und andere. Die Homepage des BRA bietet vielseitige Informationen zu verschiedenen relevanten Themen. Die Homepage ist gut gemacht und sehr informativ! Die Rubrik „Aphasie im Internet" bietet viele weiterführende Links.

**Schweizerische Arbeitsgemeinschaft für Aphasie (SAA)**
**Zähringerstraße 19 · CH-6003 Luzern · Telefon: (041) 2 40 05 83 · Telefax: (041) 2 40 07 54 (Bei Einwahl aus Deutschland 0041 vorwählen und die Null der regionalen Vorwahl weglassen.) · E-Mail: info@aphasie.org · Internet: www.aphasie.org**
Ansprechpartner für Schweizer(innen). Ein Gesamtverzeichnis listet alle Angebote der SAA auf. Die SAA versendet auf Anfrage Informationsmaterial, darunter Listen von Rehabilitationseinrichtungen, Selbsthilfegruppen und ein „Informationsheft" zur Aphasie.

**Deutscher Bundesverband für Logopädie (dbl)**
**Augustinusstraße 11a · D-50226 Frechen · Telefon: (02234) 69 11 53**
**Telefax: (02234) 96 51 10 · E-Mail: info@dbl-ev.de · Internet: www.dbl-ev.de**
Der Berufsverband der Logopäden vermittelt Adressen von logopädischen Praxen zur ambulanten Versorgung in Wohnortnähe.

**Aphasiezentrum Josef Bergmann gGmbH**
**Josef-Bergmann-Straße 1 · D-49377 Vechta-Langförden · Telefon: (04447) 9 70 – 0**
**Telefax: (04447) 9 70 – 199 · E-mail: Info@aphasie-zentrum.de**
**Internet: www.aphasie-zentrum.de**
Das Aphasiezentrum in Vechta-Langförden bietet ein spezielles Therapie-Angebot für aphasische Personen und deren Angehörige. Voraussetzung für eine mehrwöchige Aufnahme ist ein zweitägiger „Schnupper"-Kurs im Vorfelde.

**Bundesarbeitsgemeinschaft (BAG) Hilfe für Behinderte e.V.**
**Kirchfeldstraße 149 · D-40215 Düsseldorf · Telefon: (0211) 31 00 6 – 0**
**Telefax: (0211) 31 00 6 – 48 · E-Mail: info@bagh.de · Internet: www.bagh.de**
Die Bundesarbeitsgemeinschaft bietet kostenlose Informationsbroschüren zu vielen Krankheiten, Störungsbildern und Themen der Behinderung. Unter anderem gibt es eine Informationsbroschüre zur Aphasie (Nr. 240), die kostenlos zugesandt wird. Diese ist aber zurzeit (02/2002) vergriffen, wird aber neu aufgelegt. Gegen ca. € 5 ist die Broschüre „Die Rechte behinderter Menschen und ihrer Angehörigen" erhältlich.

**Kuratorium Deutsche Altershilfe**
**An der Pauluskirche 3 · 50677 Köln · Telefon: (0221) 93 18 47 0**
**Telefax: (0221) 93 18 47 6 · E-Mail: info@kda.de · Internet: www.kda.de**
Beim KDA kann ein Ratgeber „Betreutes Wohnen" bestellt werden (Preis ca. € 7).

**Kuratorium ZNS für Unfallverletzte mit Schäden des Zentralen Nervensystems e.V.**
**Rochusstraße 24 · 53123 Bonn · Telefon: (0228) 9 78 45 – 0 · Telefax: (0228) 9 78 45 – 55 · E-Mail: info@kuratorium-zns.de · Internet: www.kuratorium-zns.de**
Das Kuratorium ZNS versendet auf Anfrage Informationsmaterial. Interessant ist die Broschüre „Das schwere Schädel-Hirn-Trauma". Informativ und gut gemacht ist die Homepage des Kuratoriums ZNS im Internet.

**Stiftung Deutsche Schlaganfall-Hilfe**
**Carl-Bertelsmann-Str. 256 · Postfach 104 · 33311 Gütersloh**
**Telefon: (05241) 97 70 – 0 · Telefax: (05241) 70 20 71**
**E-Mail: info@schlaganfall-hilfe.de · Internet: www.schlaganfall-hilfe.de**
Informationen zu Schlaganfall werden zugesandt. Unter anderem gibt es eine Broschüre (24 Seiten) zum Thema Aphasie.

**www.neuroreha.de**
Diese Seite bietet zahlreiche Informationen über die neurologische Frührehabilitation. Texte, Adressen und Links werden angeboten. Auch das Thema der Selbsthilfe wird betont.

**www.schlaganfall-info.de**
Dies ist eine nicht kommerzielle Seite, die 1996 aus persönlicher Betroffenheit entstanden ist. Es gibt zusammenfassende Informationen zu Schlaganfall, Hirnverletzung und Aphasie. Links, Adressen, Buchtipps und Literaturlisten werden angeboten. Es gibt auch ein Gesprächsforum für Betroffene und Angehörige.

**www.google.de**
„Google" ist eine Internet-Suchmaschine, in der man nach Stichwörtern suchen kann. Wenn man beispielsweise „Aphasie" eingibt, bekommt man Hunderte, wenn nicht Tausende Links angezeigt, unter denen man etwas zur Aphasie (mehr oder weniger Brauchbares) finden kann.

**Bundesministerium für Arbeit und Sozialordnung · Referat Öffentlichkeitsarbeit**
**Rochusstraße 1 · 53123 Bonn · Wilhelmstraße 49 · 10117 Berlin**
Hier erhält man auf Anfrage den „Leitfaden für Behinderte", in dem viele rechtliche Fragen (z.B. im Hinblick auf Renten) erklärt sind.

# Literaturhinweise

**„Aphasie und Schlaganfall"** Zeitschrift des Bundesverbandes für die Rehabilitation der Aphasiker (BRA) (Adresse siehe oben unter „Nützliche Adressen"). Diese Zeitschrift enthält viele nützliche Hinweise und Informationen für Betroffene und Angehörige. Ist im Mitgliedsbeitrag des BRA enthalten.

Aichner, Franz; Holzer, Eduard (Herausgeber): **Schlaganfall. Ein Ratgeber.** Wien: Springer Verlag, 1996 Ein umfassender Ratgeber zu allen Themen des Schlaganfalls mit übersichtlichen Grafiken. Der (zum Teil nicht mehr aktuelle) Informationsteil enthält vor allem Adressen in Österreich (Reha-Einrichtungen, Krankenhäuser, Selbsthilfegruppen, etc.).

Parr, Susie; Byng, Sally; Gilpin, Sue; Ireland; Chris: **Aphasie. Leben mit dem Sprachverlust.**Wiesbaden: Ullstein, 1999 (Übersetzung aus dem Englischen). Dieser Band (von zwei Therapeutinnen und zwei Betroffenen verfasst) bezieht die Sichtweise von Betroffenen in die Darstellung des Problems mit ein. Aufgrund der anderen Organisation des Gesundheitswesens in Großbritannien schildert der Band allerdings zum Teil institutionelle Aspekte, die in der BRD anders liegen.

Stein, Donald G.; Brailowsky, Simon; Will, Bruno: **Brain Repair. Das Selbstheilungspotential des Gehirns oder Wie das Gehirn sich selbst hilft.** Stuttgart: Thieme, 2000 (Übersetzung aus dem Amerikanischen). In diesem Buch für Fachleute, Angehörige und Betroffene wird allgemein verständlich über die Fähigkeit des Gehirns berichtet, sich selbst zu helfen. Erklärt werden die Funktionen des Gehirns, Hirnverletzungen und die Möglichkeiten des Gehirns, mit Reparatur, Regeneration und Reorganisation darauf zu reagieren.

McCrum, Robert: **Mein Jahr draußen. Wiederentdeckung des Lebens nach einem Schlaganfall.** Berlin: Berlin Verlag, 1998 (Übersetzung aus dem Englischen). In dieser unsentimentalen autobiografischen Darstellung schildert ein Schlaganfall-Patient (mit Sprechstörungen), wie seine Rückkehr ins Leben verlaufen ist. Die Schwierigkeiten des Alltags werden nicht verschwiegen.

Robert, Jacques-Michel: **Das Gehirn**. Bergisch-Gladbach: BLT, 1996. Der schmale Band erklärt allgemein verständlich die Grundlagen des Gehirns und seiner Funktionsweise. Interessant für Nicht-Fachleute, die etwas mehr über das Gehirn wissen möchten.

Berndt, Anne; Mefferd, Antje: **Dysarthrie**. Ein Ratgeber für Angehörige. Idstein: Schulz-Kirchner Verlag, 2002. Dieser Angehörigen-Ratgeber vermittelt wesentliche Informationen über Dysarthrie bzw. Dysarthrophonie, welche häufig eine Begleiterscheinung der Aphasie ist.

Pössl, Josef; Mai, Norbert: **Rehabilitation im Alltag. Gespräche mit Angehörigen hirngeschädigter Patienten**. Dortmund: borgmann, 1996. Empfehlenswertes Buch, das die Angehörigen (vor allem jüngerer Hirngeschädigter) zu Wort kommen lässt. Gibt einen guten Einblick in die Probleme, mit denen Familien zu kämpfen haben.

Schweizerische Arbeitsgemeinschaft für Aphasie (SAA) (Herausgeber): **DOK-Mappe Aphasie.** Luzern: Eigenverlag. SAA. Adresse siehe oben unter „Nützliche Adressen". Eine umfangreiche Sammlung von Kopiervorlagen zur ganzen Breite der Aphasie (Definitionen, Modelle, Folgen, etc.), die man in der Fort- und Weiterbildung und für Angehörigenseminare gut verwenden kann. Vorkenntnisse zur Aphasie sind aber notwendig, um die unkommentierten Materialien einordnen und richtig einsetzen zu können.